Verträgt sich das?

Wechselwirkungen zwischen verschiedenen Arzneimitteln und von Medikamenten mit Lebensmitteln

Apothekerinnen Dr. Andrea Gerdemann und Dr. Nina Griese-Mammen

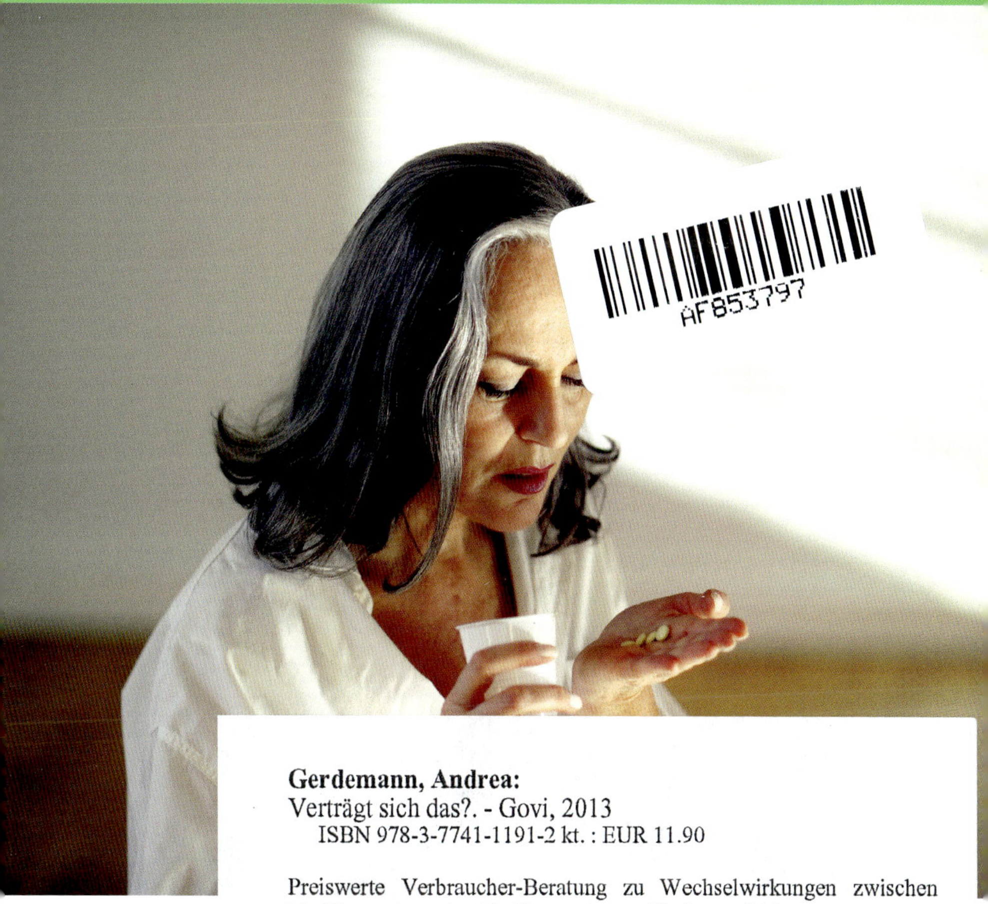

Inhalt

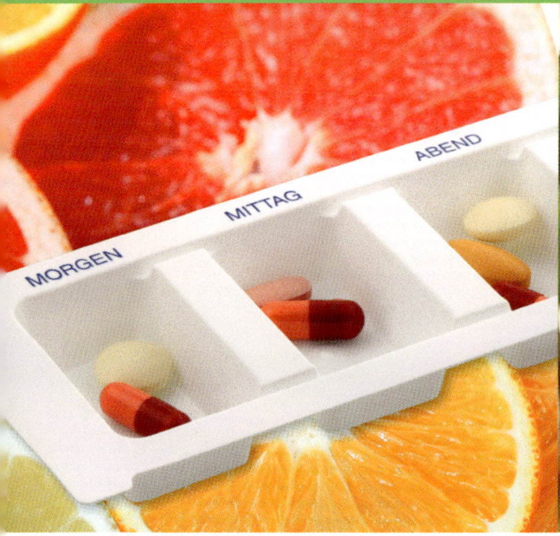

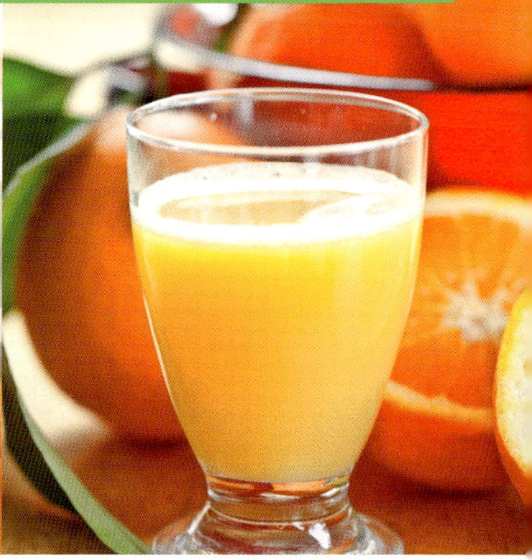

Alle in diesem Werk enthaltenen Informationen wurden von den Autorinnen und dem Verlag auf das Sorgfältigste recherchiert. Gleichwohl sind Druckfehler und sonstige Falschangaben trotz Überprüfung nicht immer und überall auszuschließen. In solchen Fällen übernehmen weder Verlag noch Autorinnen die Haftung.

Zu diesem Buch

Versucht man, den Begriff Wechselwirkung oder Interaktion zu beschreiben, bedient man sich häufig recht bunter Beschreibungen wie beispielsweise „...dann, wenn zwei Medikamente im Körper miteinander kämpfen..." oder „...dann, wenn zwei Arzneimittel sich nicht vertragen...".

Die Verordnung mehrerer Arzneimittel ist mittlerweile medizinischer Alltag. Zum einen werden die Patienten immer älter und leiden häufig an mehreren Erkrankungen, zum anderen werden häufig Kombinationstherapien eingesetzt, um therapeutische Ziele zu erreichen. Je mehr Arzneimittel gleichzeitig eingenommen werden, desto höher ist die Wahrscheinlichkeit für eine Wechselwirkung. Aus diesem Grund ist die Frage „Verträgt sich das?" essentiell für eine sichere Arzneimitteltherapie, wenn gleichzeitige mehrere Medikamente eingenommen werden müssen.

Das vorliegende Buch soll Ihnen als Patienten bei genau dieser Frage eine Hilfe sein. Insbesondere dann, wenn Sie regelmäßig Arzneimittel, z. B. gegen Bluthochdruck einnehmen müssen und dann in der Apotheke weitere nicht verschreibungspflichtige Arzneimittel wie beispielsweise gegen Schmerzen kaufen. Häufig kann man zwei Arzneimittel, auch wenn sie sich eigentlich nicht vertragen, gleichzeitig einnehmen, wenn man bestimmte Regeln einhält.

Patienten, die als gleichberechtigte Partner von Ärzten und Apothekern auftreten, und im Hinblick auf ihre eigene Gesundheit selbstverantwortlich handeln, erzielen in der Regel eine bessere Lebensqualität und eine sichere Arzneimitteltherapie, die für den Therapieerfolg essentiell ist.

Die Autorinnen

Dr. Andrea Gerdemann, geboren 1971 in Rheine/Westfalen, studierte in Bonn Pharmazie. Im Anschluss an ihre Promotion in Würzburg arbeitete sie als Referentin für Pharmazeutische Betreuung im Zentrum für Arzneimittelinformation und Pharmazeutische Praxis der ABDA – Bundesvereinigung Deutscher Apothekerverbände in Eschborn und Berlin.

Seit 2007 ist sie als freiberufliche Autorin und Referentin mit den Themenschwerpunkten Selbstmedikation, Osteoporose, Frauen in der Apotheke sowie Interaktionen tätig. Dr. Andrea Gerdemann schreibt unter anderem für die Pharmazeutische Zeitung und das PTA-Forum. Darüber hinaus hält sie in verschiedenen Landesapothekerkammern Seminare zu den oben aufgeführten Themen. Zusammen mit Frau Dr. Griese-Mammen schrieb sie das Fachbuch „Interaktions-Check in der Apotheke", das 2010 im Govi-Verlag erschienen ist. Sie lebt mit Mann und drei Söhnen in Ebersberg bei München.

Dr. Nina Griese-Mammen, geboren 1973 in Osnabrück, studierte in Münster Pharmazie. Nach ihrer Promotion in Münster arbeitete sie ab 2003 als Referentin für Pharmazeutische Betreuung im Zentrum für Arzneimittelinformation und Pharmazeutische Praxis (ZAPP) der ABDA – Bundesvereinigung Deutscher Apothekerverbände in Berlin.

Seit 2002 ist sie zudem als Referentin und Autorin mit den Schwerpunkten, arzneimittelbezogene Probleme, Medikationsmanagement, Arzneimitteltherapie im Alter und Interaktionen tätig. Zu diesen Themen veröffentlichte sie Artikel in Fachzeitschriften und hält Vorträge und Seminare für pharmazeutisches Personal.

Seit 2012 ist sie Leiterin der Abteilung Wissenschaftliche Evaluation im Geschäftsbereich Arzneimittel der ABDA in Berlin.

Allgemeiner Teil

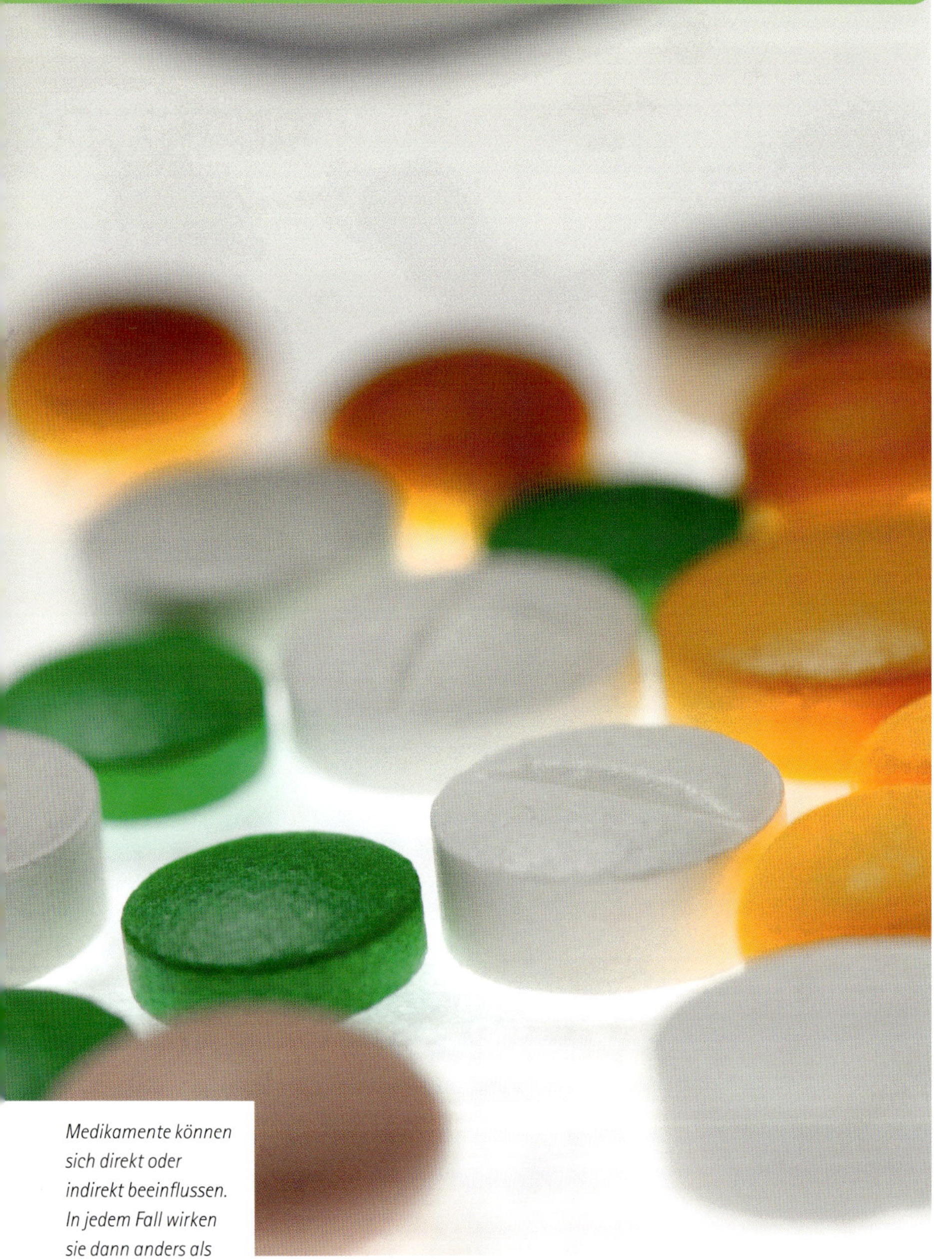

Medikamente können sich direkt oder indirekt beeinflussen. In jedem Fall wirken sie dann anders als einzeln eingenommen.

Arzneimittelwechselwirkungen – was ist das?

Verträgt sich das? Eine Frage, die im Leben oft eine Rolle spielt. Harmlos, wenn es sich um die Frage der Kleidung handelt. Von extrem hoher Relevanz, wenn es um die Wechselwirkungen bei Medikamenten geht. Das Thema Wechselwirkungen – auch Interaktionen genannt – behandelt ein komplexes Thema, das sich mit der gegenseitigen Beeinflussung der Arzneimittelwirkung im Körper befasst. Hierbei ist zunächst nicht festgelegt, ob es sich dabei um etwas Negatives oder Positives handelt. Positive Wechselwirkungen werden häufig therapeutisch genutzt, z. B. bei der Kombination mehrerer blutdrucksenkender Arzneimittel, die dann in jeweils geringer Menge große Wirkung zeigen nach dem Motto: Gemeinsam sind wir stark. Meist wird der Begriff Wechselwirkung bzw. Interaktion im Zusammenhang mit einer negativen Beeinflussung verwendet. Auf diese Wechselwirkungen beziehen wir uns in diesem Buch.

Das Thema Wechselwirkungen beschäftigt sich mit der gegenseitigen Beeinflussung der Arzneimittelwirkungen im Körper.

Die Möglichkeit der gegenseitigen Beeinflussung von Arzneimittelwirkungen, also einer Wechselwirkung, besteht immer dann, wenn man mindestens zwei oder gar mehrere Medikamente gleichzeitig oder fast gleichzeitig einnimmt. So kann die Wirkung eines Medikamentes durch die gleichzeitige oder aufeinanderfolgende Einnahme eines anderen Medikamentes verstärkt oder abgeschwächt werden. Auch die Wirkungsdauer kann dadurch verändert werden. Zusammengefasst heißt das: Die erwünschte Wirkung kann somit verstärkt, abgeschwächt oder sogar aufgehoben werden.

Nebenwirkung oder Wechselwirkung?

Zusätzlich können unerwünschte Arzneimittelwirkungen, die sogenannten „Nebenwirkungen" auftreten. Eine Nebenwirkung ist eine neben der beabsichtigten Hauptwirkung eines Arzneimittels auftretende Wirkung, die man, wenn möglich, vermeiden möchte. Sie kann bei der Einnahme eines einzelnen Medikaments auftreten. Bei der Wechselwirkung sind immer zwei Medikamente im Spiel.

Ein Beispiel für eine Nebenwirkung: Die erwünschte Wirkung eines Antibiotikums ist das „Abtöten der Bakterien", die die Infektion ausgelöst haben, die mögliche Nebenwirkung, die bei einigen Patienten auftreten kann, ist eine Unverträglichkeit im Magen-Darm-Trakt, die beim Patienten z. B. zu Durchfall oder auch Bauchkrämpfen führen kann.

Dabei ist beiden „-wirkungen", also den Neben- und den Wechselwirkungen gemein, dass sie beim Patienten zwar auftreten können, aber nicht müssen.

Je mehr Medikamente ein Patient gleichzeitig einnimmt, desto größer ist die Wahrscheinlichkeit, dass eine Wechselwirkung auftritt.

Die Wahrscheinlichkeit für das Auftreten einer möglichen Wechselwirkung, also der gegenseitigen Beeinflussung von Arzneimittelwirkungen, steigt mit der Anzahl der gleichzeitig einzunehmenden Arzneimittel. Das heißt, je mehr Arzneimittel ein Patient einnimmt, desto größer ist die Wahrscheinlichkeit, dass eine Wechselwirkung auftreten kann.

Wechselwirkungen können nicht nur zwischen verschiedenen Medikamenten, sondern auch zwischen Medikamenten und Nahrungsmitteln, z. B. Milch, Grapefruit, Getränken, z. B. Alkohol oder coffeinhaltigen Getränken wie Cola, Kaffee, oder Pflanzeninhaltsstoffen, z. B. aus Johanniskraut, auftreten. Wie hoch die Wahrscheinlichkeit für negativen Folgen beim einzelnen Patienten ist, ist zum einen von der Art und Schwere der Wechselwirkung abhängig und zum anderen von weiteren Risikofaktoren, die beim Patienten eventuell vorhanden sind.

Um unerwünschte Wechselwirkungen zu vermeiden, ist es daher wichtig, immer Arzt und Apotheker über alle eingenommenen

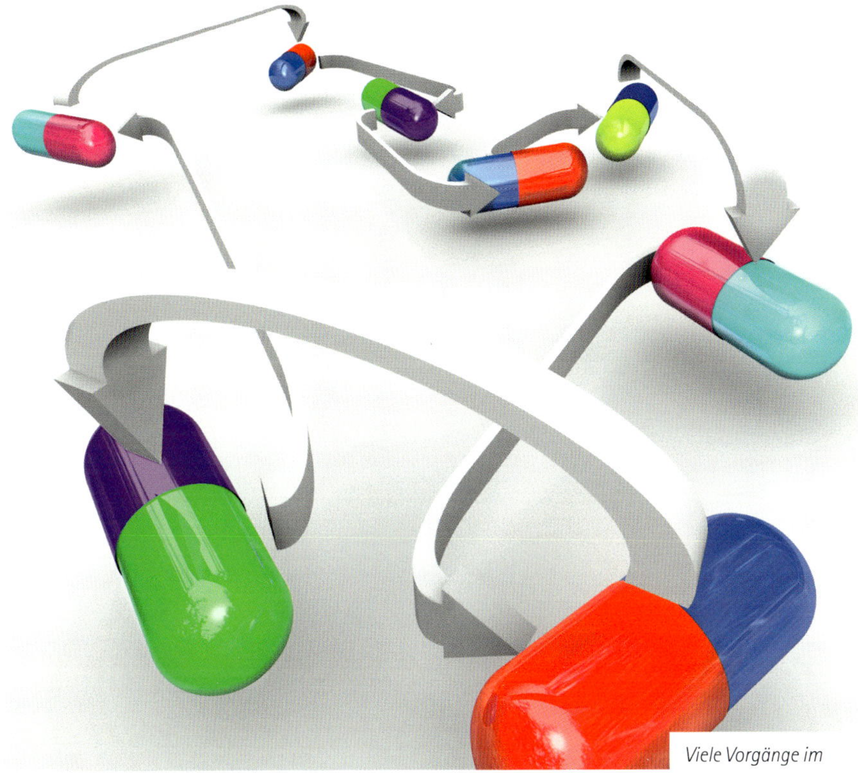

Viele Vorgänge im Körper haben Teil an der Arzneimittel-Wirkung. Bei mehreren Medikamenten wird es umso komplizierter.

Medikamente zu informieren. Deren Herausforderung bei Wechselwirkungen ist es, herauszufinden, ob eine mögliche Wechselwirkung für den jeweiligen Patienten von Bedeutung und wahrscheinlich ist. Ist das der Fall werden Arzt und Apotheker zusammen mit dem Patient Lösungen finden, die entweder darin bestehen, bestimmte Kombinationen von Medikamenten zu vermeiden oder aber die Arzneimittel so zu dosieren und zeitlich anzuwenden, dass die mögliche Wechselwirkung nicht auftreten bzw. nicht gefährlich für den Patienten ist. Solche Entscheidungen sollte der Patient möglichst nie alleine fällen, sondern immer in Absprache mit dem Arzt oder dem Apotheker.

Gibt es Faktoren, die das Risiko für eine Wechselwirkung erhöhen?

Diese Frage ist ganz eindeutig mit „Ja" zu beantworten. Sowohl auf der Seite des Patienten als auch auf der Seite der Arzneimittel gibt es Faktoren, die das Risiko für eine Wechselwirkung erhöhen.

An erster Stelle sei hier die Anzahl der gleichzeitig einzunehmenden Arzneimittel zu nennen: Je mehr Arzneimittel ein Patient gleichzeitig einnehmen muss, desto höher ist die Wahrscheinlichkeit für eine Wechselwirkung.

Das sollte jedoch im Umkehrschluss auf keinen Fall dazu führen, dass ein Patient eigenmächtig die Zahl seiner Arzneimittel, die er vom Arzt verordnet bekommen hat, reduziert und dann vielleicht anstelle von vier Medikamenten nur noch zwei gleichzeitig einnimmt. Der Verzicht auf ein Arzneimittel und damit der Verzicht auf die Behandlung einer Krankheit kann schlimmere Folgen haben als die einer möglichen Wechselwirkung!

Verordnete Arzneimittel sollten auch nicht eigenständig abgesetzt werden, wenn eine mögliche Wechselwirkung in der Packungsbeilage (Gebrauchsinformation) beschrieben ist. Die Gebrauchsinformationen müssen aus Haftungsgründen jede, wenn auch in vielen Fällen unwahrscheinliche Wechselwirkung aufführen. In den meisten Fällen ist die Wechselwirkung nur bei sehr wenigen Patienten relevant. Um ein Risiko auszuschließen, sollten Patienten bei Unklarheiten jedweder Art immer ihren Arzt oder Apotheker ansprechen.

Es gibt bestimmte Patientengruppen, die ein erhöhtes Risiko für eine Wechselwirkung haben. Auch wenn es bei jeder Wechselwirkung unterschiedliche Risikofaktoren gibt, weisen folgende

Patientengruppen häufig ein erhöhtes Risiko für Interaktionen auf:

- Menschen, die ein höheres Lebensalter aufweisen,
- Menschen, die eine eingeschränkte Nierenfunktion haben,
- Menschen, die eine eingeschränkte Leberfunktion haben,
- Menschen, die rauchen,
- Menschen, die regelmäßig Alkohol trinken (Alkoholiker),
- Menschen, die Nahrungsergänzungsmittel, wie beispielsweise Mineralstoffe, einnehmen.

Bestimmte Patientengruppen haben ein höheres Risiko für Wechselwirkungen.

Warum ist das so?

Ältere Personen

Das Lebensalter hat einen großen Einfluss auf die Arzneimittelverträglichkeit. Im Alter kommt es häufig zu einem verminderten Blutfluss in Leber, Nieren und Magen-Darm-Trakt. Da diese Organe bestimmend für die Aufnahme, Verteilung, Verstoffwechselung und Ausscheidung des Arzneimittels sind, können diese Prozesse durch eine verminderte Durchblutung verändert werden. Ebenso sinkt der Wasseranteil im Körper mit steigendem Lebensalter während der Fettanteil steigt. Auch diese beiden Faktoren haben Einfluss auf die Verteilung des Arzneimittels im Körper.

Darüber hinaus leiden ältere Patienten häufig an mehreren Erkrankungen gleichzeitig, z. B. an Bluthochdruck, Diabetes, Gelenkschmerzen etc., die medikamentös behandelt werden müssen. Das wiederum bedingt meistens die gleichzeitige Einnahme mehrerer Medikamente, die zu Wechselwirkungen führen können.

Personen mit eingeschränkter Nieren- und/oder Leberfunktion

Personen, bei denen die Niere und/oder die Leber nur noch eingeschränkt arbeiten, haben ein erhöhtes Risiko für Wechselwirkungen. Arzneimittel werden zu einem Großteil über die Leber und/oder die Niere wieder aus dem Körper entfernt. Arbeitet eines der beiden oder aber arbeiten gar beide Organe nur noch eingeschränkt, können viele Arzneimittel länger im Körper verbleiben und höhere Konzentrationen aufbauen. Das Risiko für eine Wechselwirkung steigt.

Raucher

Raucher haben teilweise ein erhöhtes Risiko für Wechselwirkungen, da sich im Tabakrauch Substanzen befinden, die Einfluss auf die Funktion der Leber haben. In der Leber befinden sich Enzyme, deren Aufgabe es ist, die Arzneimittel so „um- und abzubauen", dass sie wieder aus dem Körper entfernt werden können. Die im Tabakrauch befindlichen Substanzen führen zu einer erhöhten Aktivität verschiedener Leberenzyme mit der Folge, dass bestimmte Arzneistoffe schneller um- und abgebaut werden. Die Arzneistoffe werden dann schneller ausgeschieden, und die Wirkdauer ist verkürzt.

Alkohol

Ebenso wie Tabakrauch beeinflusst auch Alkohol die Enzyme der Leber. Hierbei kann es sowohl zu einer Aktivitätserhöhung als auch zu einer Aktivitätserniedrigung von Leberenzymen kommen. Das bedeutet, dass für bestimmte Arzneistoffe die Wirkung verstärkt (bei wenig aktiven Enzymen) oder aber vermindert (bei verstärkt aktiven Enzymen) ist, wenn gleichzeitig Alkohol getrunken wird. Dass gilt teilweise jedoch nur für dauerhaften Alkoholgenuss bzw. für das Trinken größerer Alkoholmengen.

Darüber hinaus kann Alkohol die Wirkung einiger Arzneimittel – unabhängig vom Einfluss auf die Leber – beeinflussen. Das gilt insbesondere für Arzneimittel, wie Antiallergika, Beruhigungsmittel oder Psychopharmaka.

Ein weiterer Aspekt ist die leberschädigende Wirkung von Alkohol, die – gerade bei häufigem bzw. regelmäßigem Alkoholgenuss – Einfluss auf den Um- und Abbau verschiedener Arzneistoffe in der Leber haben kann.

Nahrungsergänzungsmittel

Nahrungsergänzungsmittel wie zum Beispiel „Multivitamintabletten" enthalten viele verschiedene Substanzen wie Mineralstoffe, Vitamine oder Spurenelemente. Insbesondere die enthaltenen Salze von Magnesium, Calcium, Eisen, Zink oder auch Aluminium können mit anderen Arzneistoffen Komplexe bilden, die dazu führen, dass die Substanzen nicht vom Körper aufgenommen werden können. Ihre Wirkung wird in diesen Fällen verhindert oder oft stark vermindert.

Auch bei den Arzneimitteln gibt es solche, die eher zu einer Wechselwirkung führen als andere.

Hierzu gehören Arzneimittel mit

- engem therapeutischen Bereich,
- steiler Dosis-Wirkungs-Kurve sowie
- Abbau durch Enzyme in der Leber.

Enger therapeutischer Bereich – was bedeutet das?

Ein „enger therapeutischer Bereich" bedeutet, dass der Dosisbereich, in dem das Medikament für den Patienten sinnvoll wirkt und hilfreich ist, sehr schmal ist. Von der wirksamen bis zur giftigen Menge ist es nur ein kleiner Schritt. Ein Arzneimittel ist umso risikoloser anzuwenden, je größer die therapeutische Breite ist. Ein Arzneimittel mit engem therapeutischem Bereich ist beispielsweise Phenprocoumon, das zu Blutverdünnung eingesetzt wird. Phenprocoumon ist z. B. unter den Präparatenamen Marcumar®, Phenprogamma®, Phenpro-ratiopharm®, Falithrom® oder Marcuphen®-CT (Beispiele) bekannt. Falls man dieses Medikament einnimmt, muss man regelmäßig seinen Blutgerinnungswert überwachen, da es verschiedene Situationen oder andere Arzneimittel bzw. Nahrungsmittel gibt, die diesen Wert beeinflussen können. Sobald die Konzentration des Blutgerinnungsmittels im Blut über eine bestimmte Grenze steigt, ist die Hemmung der Blutgerinnung so stark, dass es für den Patienten im wahrsten Sinne des Wortes lebensgefährlich wird: Die Gefahr für Blutungen steigt stark an.

Dosis-Wirkungs-Kurven beschreiben graphisch den Zusammenhang zwischen verabreichter Menge eines Medikaments und seiner Wirkung. Je steiler diese Kurve ist, desto wahrscheinlicher wird das Auftreten einer Wechselwirkung bei gleichzeitiger Einnahme zweier oder sogar mehrerer Medikamente.

„Steile Dosis-Wirkungs-Kurve" – was ist das?

In der Pharmakologie – der Lehre der Wirkungen von Arzneistoffen – beschreiben „Dosis-Wirkungs-Kurven" graphisch den Zusammenhang zwischen der verabreichten Menge (Dosis) eines Wirkstoffes und seiner Wirkung. Bei steilen Dosis-Wirkungs-Kurven bewirken schon geringe Konzentrationsänderungen des Wirkstoffs im Blut (zum Beispiel durch eine Interaktion mit einem anderen Medikament) Wirkungsänderungen, das heißt eine Verstärkung oder aber eine Verminderung der Wirksamkeit. Damit können bereits kleine Änderungen in der Konzentration schnell zu Nebenwirkungen oder zu einem Wirkungsverlust führen.

Vielseitige pharmakologische Effekte

Ein letzter Punkt, der dazu führen kann, dass bestimmte Medikamente eine höhere Wahrscheinlichkeit für eine Wechselwirkung als andere aufweisen, ist das Vorhandensein mehrerer, verschiedener Einzelwirkungen (pharmakologischer Effekte), die in der Summe zu der Gesamtwirkung des Medikaments führen. Das ist zum Beispiel bei vielen Psychopharmaka der Fall. Der Grund ist leicht nachvollziehbar: setzt sich die Gesamtwirkung eines Arzneimittels aus mehreren Einzelwirkungen zusammen, z.B. bei einigen Antidepressiva, die beruhigend, stimmungsaufhellend und schmerzlindernd wirken, ist die Wahrscheinlichkeit, dass ein anderes Medikament auch auf eine dieser Einzelwirkungen Einfluss hat, höher, als wenn die Gesamtwirkung des Medikaments nur auf einer einzigen Wirkung beruht.

Was passiert genau bei einer Wechselwirkung?

Interessiert man sich für das Thema Wechselwirkungen, möchte man natürlich auch wissen, welche Reaktionen oder Mechanismen zu Wechselwirkungen führen. Eine Frage, die häufig schwer zu beantworten ist. Möchte man jedoch Lösungen und Wege finden, um Interaktionen zu vermeiden, ist die Beantwortung dieser Frage wichtig.

Prinzipiell unterscheidet man zwischen zwei verschiedenen Arten von Reaktionen, die in der Fachsprache pharmakodynamische und pharmakokinetische Wechselwirkungen genannt werden.

Was versteht man unter den Begriffen pharmakodynamisch und pharmakokinetisch?

Pharmakodynamische Interaktionen

Die Pharmakodynamik ist die Lehre von Arzneimittelwirkungen am Wirkort. Das heißt, man untersucht den Einfluss bzw. die Wirkung des Arzneimittels auf den Körper. Dabei sind folgende Fragen wichtig und entscheidend:

- Wie, wo und warum kommt die Wirkung zustande?
- Was macht der Arzneistoff mit dem Körper?

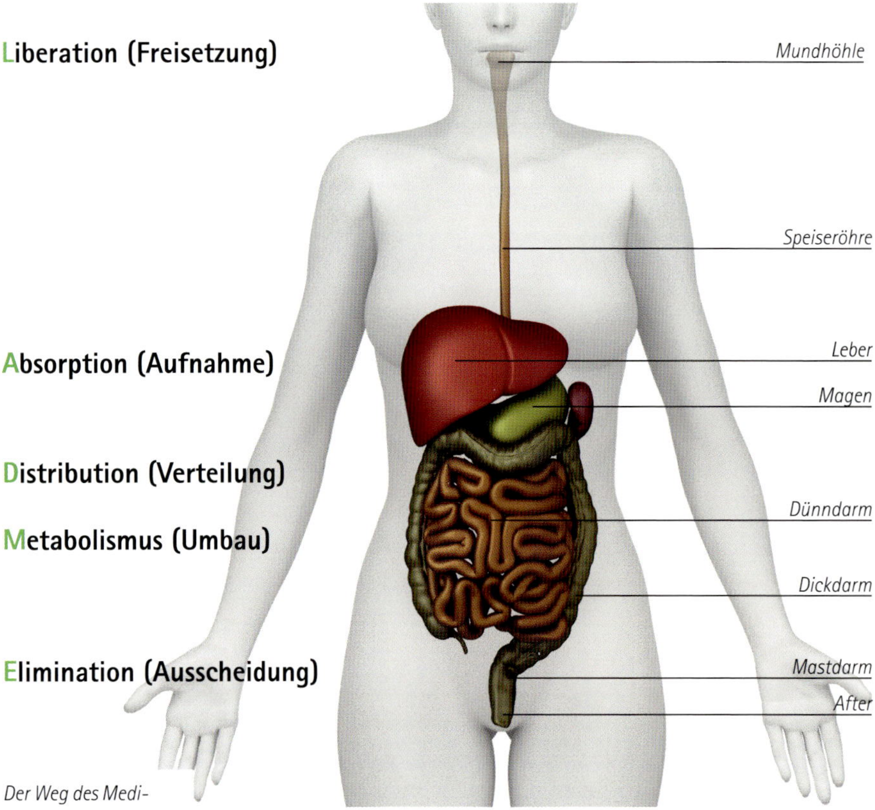

Der Weg des Medikamentes durch den Körper. Zur Erklärung siehe Seite 17.

Pharmakodynamische Wechselwirkungen kommen immer dann zustande, wenn sich verschiedenen Arzneimittel oder aber Arzneimittel und Nahrungsmittel in ihrer jeweiligen Wirkung beeinflussen. Eine pharmakodynamische Wechselwirkung tritt zum Beispiel bei einer Einnahme von Kortison zusammen mit Antidiabetika auf. Kortison, das als Tablette oder mit Hilfe einer Spritze verabreicht wird, erhöht den Blutzuckerspiegel. Als Folge ist die gewohnte Dosis des Antidiabetikums für die Senkung des Blutzuckerspiegels nicht mehr ausreichend.

Pharmakokinetische Interaktionen

Die Pharmakokinetik befasst sich mit der Aufnahme und der Verteilung des Arzneimittels im Körper in Abhängigkeit von der Zeit nach der Einnahme. Der Arzneistoff wird auf seinem Weg durch den Körper häufig umgebaut. Dabei durchläuft er verschiedene Stadien, bis er wieder ausgeschieden wird. Um den Weg durch den Körper zu veranschaulichen, bedient man sich eines Modells, nämlich dem LADME-Modell (s.Abbildung).

Das LADME-Modell veranschaulicht den Weg des Arzneimittels durch den Körper.

Das LADME-Modell stellt die verschiedenen Stufen des Arzneistoffes auf seinem Weg durch den Körper dar:

L steht für **Liberation**

Unter Liberation versteht man die Freisetzung des Arzneistoffes aus einer Tablette, Kapsel also der Applikationsform (Arzneiform). Wird der Arzneistoff nicht aus seiner Arzneiform freigesetzt, kann er keine Wirkung entfalten.

A steht für **Absorption**

Die Absorption oder auch Resorption genannt und beschreibt den Prozess der Aufnahme des Arzneistoffes in das Blut. Das geschieht in der Regel aus dem Magen-Darm-Trakt, aber auch über die Haut, wie beispielsweise bei Salben, Cremes oder Wirkstoffpflastern.

D steht für **Distribution**

Die Distribution ist die Verteilung des Arzneistoffes im Körper. Der Arzneistoff wird in diesem Stadium über die Blutzirkulation zu seinem „Wirkort" transportiert. Einige Substanzen sind dabei an bestimmte Proteine im Blut gebunden, andere liegen vollständig gelöst im Blutplasma vor.

M steht für **Metabolismus**

Grundsätzlich ist der Körper bestrebt, den aufgenommenen Arzneistoff, der für ihn in der Regel ein Fremdkörper ist, möglichst schnell wieder auszuscheiden. Das funktioniert am besten, wenn der Arzneistoff so umgebaut wird, dass er wasserlöslicher gemacht wird. Diese chemischen Umbauprozesse, die bei vielen Arzneistoffen nötig sind, um den Arzneistoff wieder aus dem Körper auszuscheiden, nennt man Metabolisierung. Die Metabolisierung findet hauptsächlich in der Leber statt.

E steht für **Elimination**

Elimination nennt man die Ausscheidung der Arzneistoffe aus dem Körper, z. B. mit Urin, Galle oder auch mit der Atemluft. Das wichtigste Organ bei diesem Prozess ist die Niere.

Jedes Medikament, das wir einnehmen, durchläuft die einzelnen oben genannten Stufen im Körper. Dasselbe passiert auch mit Bestandteilen von Nahrungsmitteln. Daher ist es verständlich, dass sich manchmal zwei Medikamente oder auch Medikament und Nahrungsmittel in die Quere kommen können. Man muss sich nur zwei Menschen vorstellen, die genau denselben Weg beschreiten wollen und zwischendurch durch fünf Drehtüren gehen sollen. Es besteht die Gefahr, dass es an jeder dieser Drehtüren zu Schwierigkeiten kommen kann, allerdings nicht muss. Ob Schwierigkeiten auftreten, hängt von vielen verschiedenen Faktoren ab, z. B. von der Schnelligkeit, mit der die jeweilige Person den Weg zurücklegt oder aber davon, ob eine der Personen eine Pause einlegt. Je mehr Faktoren zu berücksichtigen sind, umso schwerer ist es, eine Vorhersage zu machen.

Und das ist auch das Problem der Wechselwirkungen. Man muss viele Risikofaktoren berücksichtigen, um endgültig entscheiden zu können, ob eine theoretisch mögliche Interaktion bei dem jeweilig individuell zu betrachtenden Patienten auch wirklich praktisch auftreten kann und relevant ist.

Wie soll ich mit einer Wechselwirkung umgehen?

Wie bereits im vorangegangenen Abschnitt erwähnt, müssen viele Faktoren berücksichtigt werden, um entscheiden zu können, ob eine theoretisch mögliche Interaktion bei dem jeweiligen Patienten relevant ist. Grundvoraussetzung für das Erkennen einer möglichen Wechselwirkung ist, dass der Apotheker oder auch der Arzt ausreichend Informationen über alle einzunehmenden Arzneimittel des Patienten hat.

Eine optimale Arzneimitteltherapie-Sicherheit ist dann gewährleistet, wenn alle Informationen über die vom Patienten eingenommenen Arzneimittel mittels einer Patientendatei im EDV-System der (Stamm-)Apotheke hinterlegt sind.

In der Apotheke kann bei Patienten sehr einfach mit Hilfe der Apothekensoftware überprüft werden, ob Wechselwirkungen zwischen verschiedenen verordneten Arzneimitteln und auch Arzneimitteln der Selbstmedikation auftreten können. Damit sind Apotheker oder Apothekerin optimale Begleiter, um auf mögliche Wechselwirkungen zu prüfen. Auch der verordnende Arzt wird selbstverständlich die Medikation des Patienten auf mögliche Wechselwirkungen überprüfen. Allerdings können die Informationen über die Arzneimittel, die der Patient einnimmt, für den Arzt nicht vollständig sein. Es kann sein, dass er z. B. keine Kenntnis über die selbst gekauften Medikamente und zum Teil auch nicht über die Verordnungen anderer Fachärzte hat. Das ist in der „Hausapotheke", also einer selbst gewählten Apotheke, in die man immer geht, anders. Hat der Patient eine Kundenkarte, können in der Hausapotheke alle Arzneimittel in einer Patientendatei, in die nur die Apothekenmitarbeiter Einblick haben, gespeichert werden. Damit laufen alle Informationen über die vom Patienten eingenommenen Medikamente in der Hausapotheke zusammen. Dabei ist es egal, ob und von wem sie verordnet waren oder ob sie vom Patienten im Rahmen der

Selbstmedikation gekauft wurden. Für eine optimale Arzneimitteltherapiesicherheit ist es aus Sicht des Patienten eigentlich unerlässlich, eine Stamm- oder Hausapotheke zu haben, insbesondere dann, wenn er regelmäßig Arzneimittel einnehmen muss. Fragen Sie in Ihrer Apotheke nach dieser Dienstleistung.

Reicht es denn nicht aus, einfach die Arzneimittel zeitlich getrennt einzunehmen?

In den meisten Fällen reicht es nicht aus, die Arzneimittel zeitlich getrennt einzunehmen, um eine Wechselwirkung zu vermeiden. Die zeitliche Trennung der Einnahme kann nur dann eine Wechselwirkung vermeiden, wenn diese direkt im Magen-Darm-Trakt stattfinden würde.

Diese Frage muss in den meisten Fällen mit „Nein" beantwortet werden. Eine zeitliche Trennung der Einnahme ist nur dann sinnvoll und hilfreich, wenn der Mechanismus, der hinter der Wechselwirkung steht, bereits im Magen-Darm-Trakt abläuft. Um es bildlich zu sagen: Immer dann, wenn die beiden interagierenden Arzneimittel im Magen-Darm Trakt miteinander reagieren, ist es sinnvoll, die Medikamente mit einem zeitlichen Abstand einzunehmen. Um eine Wechselwirkung dieser Art zu vermeiden, sollte der Abstand zwischen zwei und sechs Stunden liegen. Die Gefahr einer Wechselwirkung besteht zum Beispiel immer dann, wenn man Magenmittel, sogenannte Antazida oder Säurebinder, gegen Sodbrennen einnimmt. Die genaue Erklärung hierzu finden Sie ab Seite 35.

Wie vermeidet man Wechselwirkungen?

Dies ist abhängig von verschiedenen Faktoren. Dabei spielt der Mechanismus der Wechselwirkung eine wichtige Rolle, aber auch, ob die Folgen der Wechselwirkung sofort sehr problematisch sind. Bei etlichen Wechselwirkungen ist es zudem möglich, zum Beispiel Laborwerte regelmäßig zu überwachen. Dadurch kann man frühzeitig erkennen, ob ein Problem auftritt oder nicht. Es gibt jedoch auch Arzneimittelkombinationen, deren gemeinsame Einnahme vermieden werden sollte. Dies ist dann relativ einfach umzusetzen, wenn es Alternativen gibt, die fast genauso wirken, aber die Wechselwirkung nicht zeigen. Bei vielen Wechselwirkungen sind Reaktionen betroffen, die den Abbau des Medikaments in der Leber betreffen. Diese Reaktionen lassen sich nicht durch eine zeitliche Trennung vermeiden, da diese Prozesse über mehrere Stunden andauern. In solchen Fällen schaut man , ob man – im Optimalfall – zwei Medikamente kombinieren kann, die nicht über den gleichen Mechanismus in der Leber abgebaut werden (siehe auch Kapitel Johanniskraut). Oder es ist möglich, ein Arzneimittel einzusetzen, das den Metabolismus nicht hemmt oder anregt.

Sind Wechselwirkungen immer gleich bedrohlich?

Nein, zum Glück sind Wechselwirkungen in den meisten Fällen nicht gleich bedrohlich. In vielen Fällen reicht es aus, wenn man als Patient, der zwei Medikamente, die eventuell miteinander interagieren können, einnimmt, regelmäßig und engmaschig überwacht wird. Dieses Monitoring kann entweder in der Arztpraxis oder zum Teil Zuhause vom Patienten selber durchgeführt werden. Ein Monitoring ist beispielsweise sinnvoll, wenn eine Medikamentenkombination dazu führen kann, dass der Blutdruck oder der Blutzuckerspiegel ansteigt. Als „Kontrollmaßnahme" sollte man als Patient dann – meistens über ein zeitlich begrenztes Intervall – seinen Blutdruck oder aber seinen Blutzuckerspiegel regelmäßig messen. Hierdurch kann festgestellt werden, ob die mögliche Wechselwirkung bei einem Patienten eintritt. Wird vom Patient eine Veränderung z. B. des Blutdrucks oder Blutzuckerspiegels festgestellt, muss er dies seinem Arzt mitteilen, um gemeinsam eine Lösung für diese Problem zu finden.

Und wie sieht eine „Lösung für eine auftretende Interaktion" im konkreten Fall aus?

Im Falle einer Blutdruckerhöhung könnte so eine „Interaktions-Lösung" zum Beispiel darin bestehen, dass der Arzt das

Blutdruckmedikament höher dosiert oder aber ein weiteres Blutdruckmedikament verordnet. Oder aber man entscheidet sich für ein alternatives Medikament, dass keine Wechselwirkung auf den Blutdruck zeigt. Gleiches gilt bei einer beobachteten Erhöhung des Butzuckerspiegels.

Warum sollte ich mich überhaupt für das Thema Wechselwirkungen interessieren, wenn Arzt und Apotheker mich beraten?

Für Interaktionen, die mit Arzneimitteln auftreten, die man sich selbst in der Apotheke kaufen kann (=Selbstmedikation oder Selbstbehandlung), ist der Apotheker der erste Ansprechpartner.

Es gibt nicht wenige Wechselwirkungen mit Arzneimitteln, die Sie sich selbst in der Apotheke kaufen, z. B. gegen eine Erkältungskrankheiten, Allergie oder Schmerzen. Hiervon weiß der Arzt häufig nichts. Der Apotheker kann dies einfach berücksichtigen, wenn Sie Arzneimittel kaufen. Nehmen Sie Arzneimittel aus Ihrem Vorrat zu Hause ein und haben Sie ein neues Arzneimittel verordnet bekommen, kann es allerdings sein, dass sich hieraus ein neues Problem ergibt. Es gibt aber auch Präparate, die Sie im Supermarkt kaufen können, die sich nicht mit verordneten Arzneimitteln vertragen. Dies sind zum Beispiel Mineralstoff- oder Johanniskrautpräparate. Oder aber Ihr Dauermedikament reagiert mit Nahrungsmitteln oder auch Alkohol.

Für solche Interaktionen ist die Apotheke der erste Ansprechpartner. Als informierter Patient können Sie, wenn Sie die wichtigen Wechselwirkungen bezogen auf ihre Dauermedikation kennen, bereits im Vorfeld aufpassen, dass Sie nichts kaufen, was interagiert oder aber Sie kennen Strategien, wie Sie diese mögliche Wechselwirkung umgehen können.

Zusammenfassend lässt sich festhalten:

- *Wechselwirkungen können auftreten, müssen aber nicht.*
  Die Kombination zweier oder auch mehrerer Arzneimittel kann zu Wechselwirkungen führen. Dies hängt jedoch stark von verschiedenen Faktoren ab, wie beispielswiese bereits bestehenden Risikofaktoren beim Patienten, der Dosierung der Medikamente sowie der Eigenschaften der Arzneimittel, z. B. enge therapeutische Breite. In jedem individuellen Einzelfall muss entschieden werden, ob sich aus einer eventuell möglichen Wechselwirkung ein höheres Risiko ergibt oder nicht.

- *Eine übermäßige Angst vor Wechselwirkungen ist nicht notwendig.*
  Kombinationen von Medikamenten sind in vielen Fällen notwendig, um eine ausreichende Wirkung für eine bestimmte Erkrankung zu erzielen. Aber auch die gleichzeitige Behandlung verschiedener Erkrankungen bedingt oft die Anwendung mehrerer Medikamente. Arzneimittel, die vom Arzt verordnet sind, sollten auf jeden Fall eingenommen werden und nicht aus Angst vor einer möglichen Wechselwirkungen gar nicht oder aber unregelmäßig eingenommen werden. Sollten Sie Sorge haben, dass sich Arzneimittel nicht vertragen, fragen Sie Ihren Arzt oder Apotheker. Diese können Ihnen sicher die Sorge nehmen. Sollte tatsächlich einmal eine relevante Wechselwirkung übersehen werden, können Sie gemeinsam mit Arzt und Apotheker entscheiden, wie man mit der Wechselwirkung umgeht.

Übermäßige Angst vor eventuell möglichen Wechselwirkungen ist unsinnig, da viele Wechselwirkungen gut zu kontrollieren sind, wenn man regelmäßig bestimmte (Labor-) Parameter wie z.B. Blutdruckwerte oder Blutzuckerspiegel kontrolliert.

- *Wechselwirkungen sind in den meisten Fällen gut zu kontrollieren.*
  In vielen Fällen können interagierende Medikamente gleichzeitig eingenommen werden, wenn bestimmte Vorsichtsmaßnahmen eingehalten werden. Hierzu gehören beispielsweise die

regelmäßige Überwachung von Blutdruck, Blutzuckerspiegel, Gerinnungswerten (INR) oder auch Blutparametern wie z. B. Kalium.

- *Beobachtet ein Patient bei sich eine unerwünschte Wirkung, sollte er sich zeitnah an seinen Apotheker oder Arzt wenden.*
  Tritt aufgrund einer Wechselwirkung eine unerwünschte Wirkung auf, kann es verschiedene Lösungsmöglichkeiten geben. Der Arzt kann beispielsweise die Dosierung des interagierenden Medikaments anpassen. Oder der Patient kann sich in bestimmten Fällen an bestimmte Einnahmeregeln haltenn z. B. an bestimmte Zeitabstände. Eine dritte Möglichkeit ist die Wahl einer alternativen Medikamentenkombination, bei der keine Wechselwirkung auftritt.

- *Optimal ist es, wenn mögliche Wechselwirkungen bereits im Vorfeld erkannt und vermieden werden.*
  Hat man Kenntnis von potenziell möglichen und auch relevanten Wechselwirkungen, kann man diese bereits bei der Auswahl der Arzneimittel berücksichtigen und somit verhindern, dass es zu einer Wechselwirkung kommt. Das gilt sowohl für die Verordnungen von Arzneimitteln durch den Arzt als auch für die Medikamente, die der Patient selbst in der Apotheke – ohne Rezept – erwirbt.

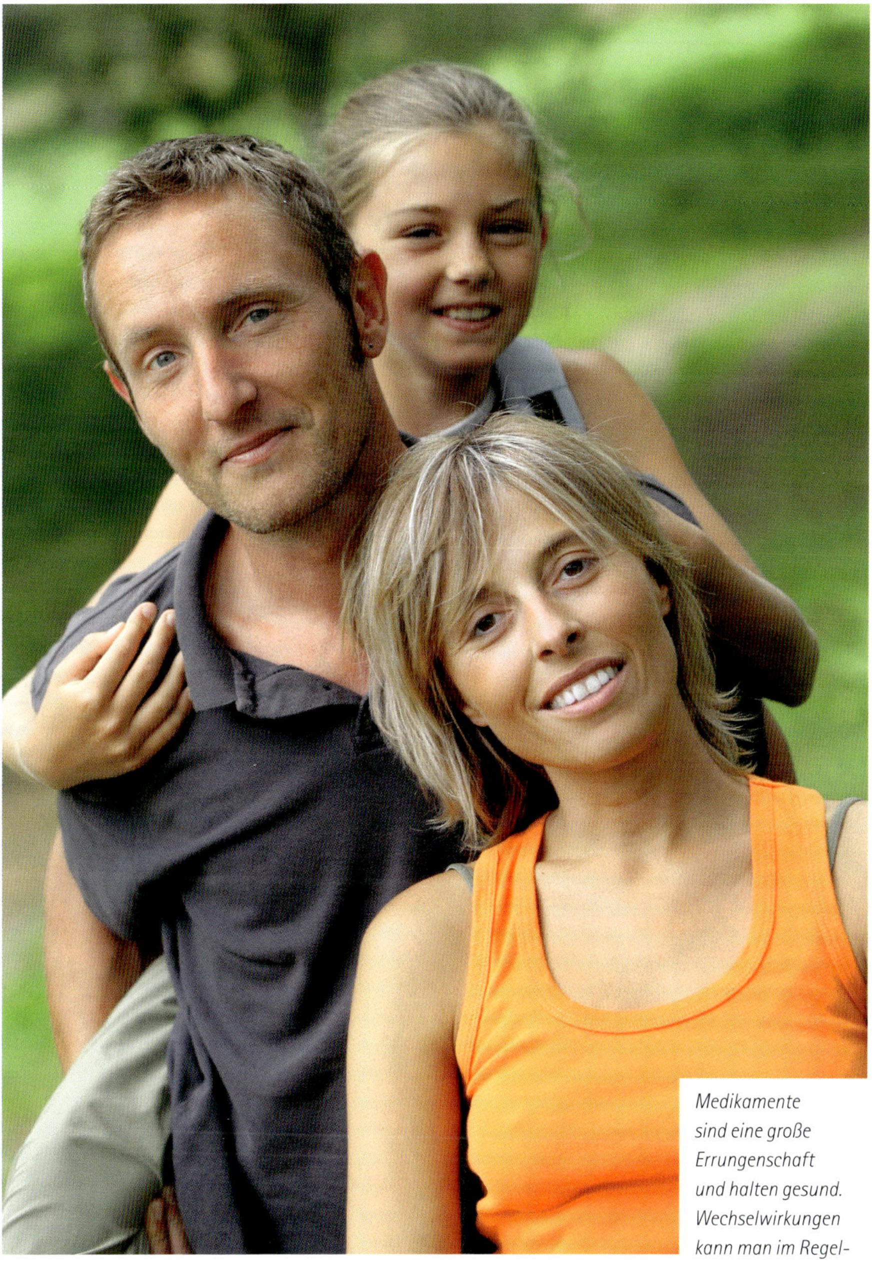

Medikamente sind eine große Errungenschaft und halten gesund. Wechselwirkungen kann man im Regelfall vermeiden.

Häufige Wechselwirkungen mit verordneten Arzneimitteln

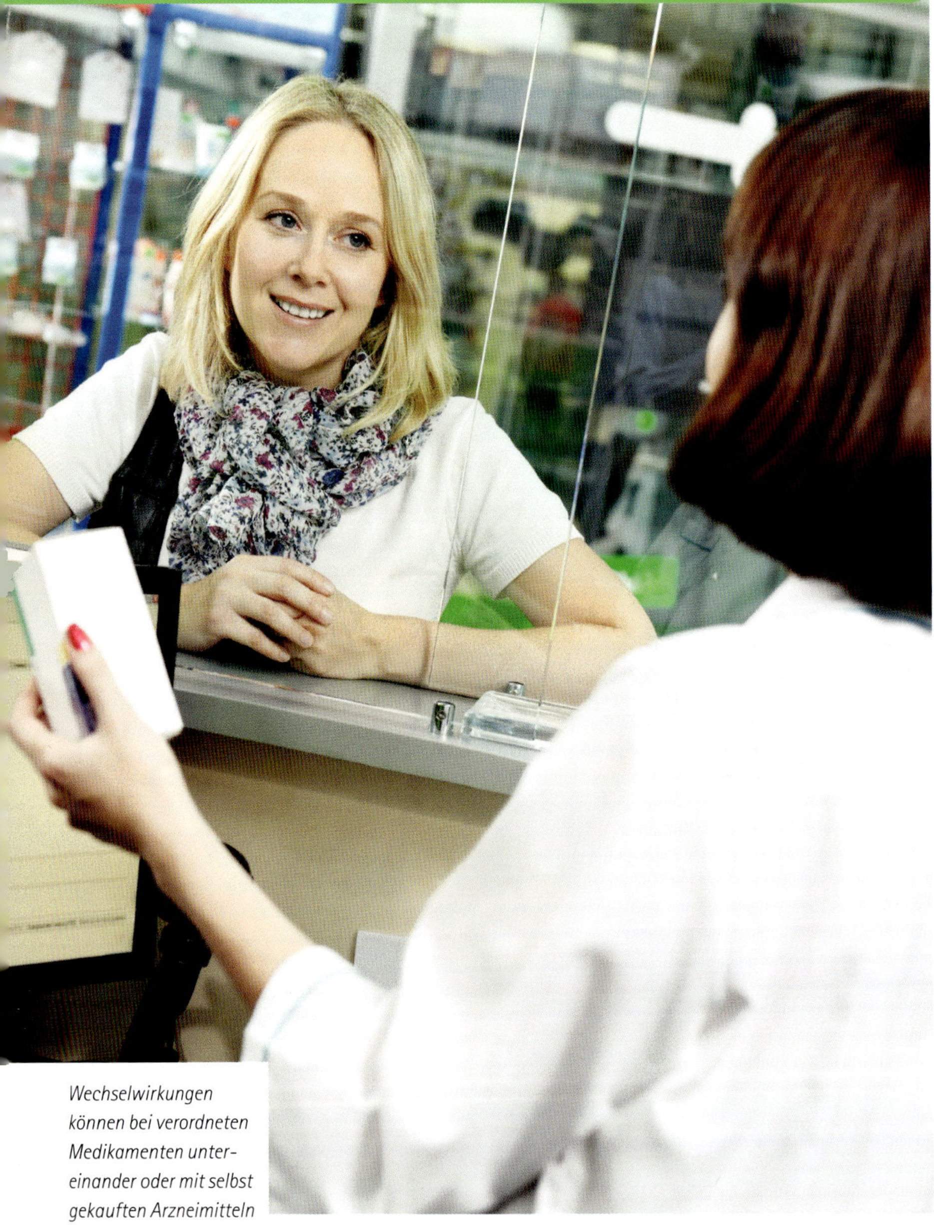

Wechselwirkungen können bei verordneten Medikamenten untereinander oder mit selbst gekauften Arzneimitteln auftreten.

Viele Arzneimittel, die nur der Arzt verordnen darf, können mit anderen verordneten Arzneimitteln oder Arzneimitteln der Selbstmedikation Wechselwirkungen eingehen. Dabei gibt es Arzneistoffgruppen, die bei gleichzeitiger Einnahme mit anderen Arzneistoffen fast keine Probleme machen, andere Arzneistoffgruppen vertragen sich dagegen mit vielen verschiedenen Arzneistoffen nicht. Dies und die Frage, wie häufig ein bestimmter Arzneistoff verordnet wird, bestimmen, wie häufig ein Risiko von der gemeinsamen Einnahme ausgehen kann.

Die Bayerische Landesapothekerkammer (BLAK) führte im Juli 2011 die Anwendungsbeobachtung »Der Interaktions-Check in der Apotheke« in Bayern durch. Die Ergebnisse dieser Untersuchung zeigen, wie häufig bei Patienten in der Apotheke eine Arzneimittelkombination mit einem Risiko für eine Wechselwirkung auftritt. Bei der Untersuchung war jeder sechste Patient hiervon betroffen. Die Apothekenmitarbeiter bekommen von der Apothekensoftware einen Hinweis zu Arzneimittelkombinationen mit einem Risiko für eine Wechselwirkung. Wenn eine solche Mitteilung auftritt, kann der Apothekenmitarbeiter anhand der Meldung und eventuell anhand von weiteren Angaben des Patienten schnell entscheiden, ob diese Wechselwirkung für den Patienten relevant sein könnte. Wenn bei verordneten Arzneimitteln nicht ausgeschlossen werden kann, dass die Kombination ohne Risiko für den Patienten ist, hält die Apotheke Rücksprache mit dem verordnenden Arzt. Besonders wichtig ist dies bei zwei Arzneimitteln, die von verschiedenen Ärzten verordnet wurden.

Die Untersuchung in Bayern hat auch gezeigt, welche interagierenden Kombinationen am häufigsten in der Apotheke auftreten und eine Meldung der Apothekensoftware auslösen. Die 15 häufigsten interagierenden Kombinationen sind in der Tabelle 1 aufgeführt.

Tabelle 1: Die 15 häufigsten Interaktionsmeldungen in der Apotheke (genannt sind die jeweiligen Inhaltsstoffe)

Interaktionspartner 1	Interaktionspartner 2	Welche Auswirkungen kann die Interaktion haben?
Diuretika (z. B. Furosemid bei Wassereinlagerungen)	nicht-steroidale Schmerzmittel (NSAR) (z. B. Ibuprofen als Schmerzmittel)	Erhöhung des Blutdrucks, Verschlechterung der Nierenfunktion
ACE-Hemmer (z. B. Lisinopril bei Herzschwäche)	nicht-steroidale Schmerzmittel (NSAR) (z. B. Ibuprofen als Schmerzmittel)	Erhöhung des Blutdrucks, Verschlechterung der Nierenfunktion
Betablocker (z. B. Bisoprolol bei Bluthochdruck)	nicht-steroidale Schmerzmittel (NSAR) (z. B. Ibuprofen als Schmerzmittel)	Erhöhung des Blutdrucks
ACE-Hemmer (z. B. Ramipril bei Bluthochdruck)	Allopurinol (z. B. bei erhöhten Harnsäurewerten)	Hautreaktionen, Reaktionen des Immunsystems
Schilddrüsenhormone (z. B. Levothyroxin)	Mineralstoffe (z. B. Magnesium oder Calcium)	Verminderte Wirkung der Schilddrüsenhormone
Angiotensin-Antagonisten (z. B. Candesartan bei Bluthochdruck)	NSAR (z. B. Ibuprofen als Schmerzmittel)	Erhöhung des Blutdrucks, Verschlechterung der Nierenfunktion
Betablocker (z. B. Metoprolol bei Bluthochdruck)	Insuline bei Diabetes	Warnzeichen einer Unterzuckerung können zum Teil schlechter wahrgenommen werden
Kortisonpräparate (z. B. Prednisolontabletten bei Rheuma)	NSAR (z. B. Ibuprofen als Schmerzmittel)	Erhöhte Gefahr für Magenblutungen
Serotonin-Reuptake-Hemmer (z. B. Citalopram bei Depressionen)	NSAR (z. B. Ibuprofen als Schmerzmittel)	Erhöhte Gefahr für Magenblutungen
Acetylsalicylsäure zur Blutverdünnung	Ibuprofen	Verminderte Blutverdünnung
Bisphosphonate (z. B. Alendronat bei Osteoporose)	Mineralstoffe (z. B. Magnesium oder Calcium)	Verminderte Wirkung der Bisphosphonate
Betablocker (z. B. Metoprolol bei Bluthochdruck)	Beta-Sympathomimetika (z. B. Salbutamol bei Asthma)	Auslösen eines Asthmaanfalls
ACE-Hemmer (z. B. Enalapril bei Bluthochdruck)	Kaliumsparende Diuretika (z. B. Spironolacton bei Herzschwäche)	Erhöhte Gefahr für zu hohe Kaliumwerte im Blut, hierdurch kann es zu Herzrhythmusstörungen kommen

Interaktionspartner 1	Interaktionspartner 2	Welche Auswirkungen kann die Interaktion haben?
Thrombozytenaggregationshemmer (z. B. Clopidogrel zur Blutverdünnung)	NSAR (z. B. Ibuprofen als Schmerzmittel)	Erhöhte Gefahr für Magenblutungen
Betablocker (z. B. Carvedilol bei Herzschwäche)	Alpha-2-Rezeptoragonisten (z. B. Moxonidin bei Bluthochdruck)	Starke Blutdrucksenkung, langsamer Herzschlag, beim Absetzen des Alpha-2-Rezeptoragonisten starker Blutdruckanstieg

Zwei Arzneistoffgruppen finden sich sehr häufig bei den 15 interagierenden Kombinationen: Bluthochdruckmittel und Schmerzmittel.

Beispiel Bluthochdruckmittel

Der Bluthochdruck ist neben Rauchen, Fettstoffwechselstörungen, Übergewicht und Bewegungsmangel ein entscheidender Risikofaktor für Herz-Kreislauf-Erkrankungen. Schätzungsweise 30 Millionen Menschen in Deutschland haben zu hohen Blutdruck. Nur bei etwa einem Drittel der behandelten Bluthochdruckpatienten ist der Blutdruck im Normbereich. Die Gründe für eine nicht ausreichende Blutdrucksenkung sind vielschichtig. Eine mögliche Ursache, die leicht kontrolliert werden kann, ist die gleichzeitige Einnahme von interagierenden Arzneimitteln, die zu einer Blutdruckerhöhung führen.

Nur etwa ein Drittel der behandelten Bluthochdruckpatienten erreichen eine ausreichende Senkung des Blutdrucks in den Normbereich.

Bei vielen Blutdruckmitteln sind Interaktionen mit anderen Arzneistoffen möglich. Hierdurch kann es zu Nebenwirkungen oder zu einer Beeinflussung des Blutdrucks kommen. Bei der Beeinflussung des Blutdrucks spielen hauptsächlich zwei Interaktionsmechanismen eine Rolle. Interaktionen können zu höheren oder niedrigeren Konzentrationen der Blutdruckmittel führen. Oder die Arzneistoffe beeinflussen den Blutdruck direkt und damit die blutdrucksenkende Wirkung. Arzneistoffe, die den Blutdruck erhöhen können, sind zum Beispiel Kortisonpräparate, Ciclosporin oder Schmerzmittel aus der Gruppe der NSAR (sogenannte „Nicht-steroidale Antirheumatika"). Eine Interaktion, die fast alle Blutdruckmittel betrifft, ist die Wechselwirkung mit NSAR. Diese wird im Kapitel Schmerzmittel vorgestellt.

Was ist bei einer Wechselwirkung zu beachten?

Zum Teil stellen die in der Tabelle aufgeführten Kombinationen bei gleichzeitiger Einnahme für bestimmte Patientengruppen kein Risiko dar, so dass sie die Arzneimittelkombination gefahrlos einnehmen können. Bei anderen Patientengruppen muss die Kombination dagegen vermieden werden. Einige dieser Kombinationen können gemeinsam eingesetzt werden, wenn beispielsweise regelmäßig überprüft wird, dass der Patient die Kombination verträgt. Bei anderen Kombinationen hilft eine Einnahme zu verschiedenen Tageszeiten. Fragen Sie daher immer Ihren Apotheker und Arzt, ob sich ein neues Arzneimittel mit den bisher von Ihnen eingenommenen Arzneimitteln verträgt.

Nehmen Sie regelmäßig Arzneimittel ein, ist es für Ihre Sicherheit bei der Arzneimitteltherapie eigentlich unerlässlich, eine Stamm- bzw. „Hausapotheke" zu haben, also möglichst immer dieselbe Apotheke aufzusuchen. Für Hausapothekenkunden werden in der Apotheke alle Arzneimittel in einer Patientendatei, in die nur die Apothekenmitarbeiter Einblick haben, gespeichert. Damit kann bei einer neuen Verordnung oder einem neuen Arzneimittelwunsch für die Selbstmedikation sofort geprüft werden, ob dieses Medikament mit den weiteren von Ihnen eingenommenen Arzneimitteln zusammenpasst.

Falls Sie regelmäßig Arzneimittel einnehmen müssen und bislang noch keine Kundenkarte Ihrer Apotheke besitzen, fragen Sie in Ihrer Apotheke nach dieser für Ihre persönliche Arzneimittelsicherheit wichtige Dienstleistung!

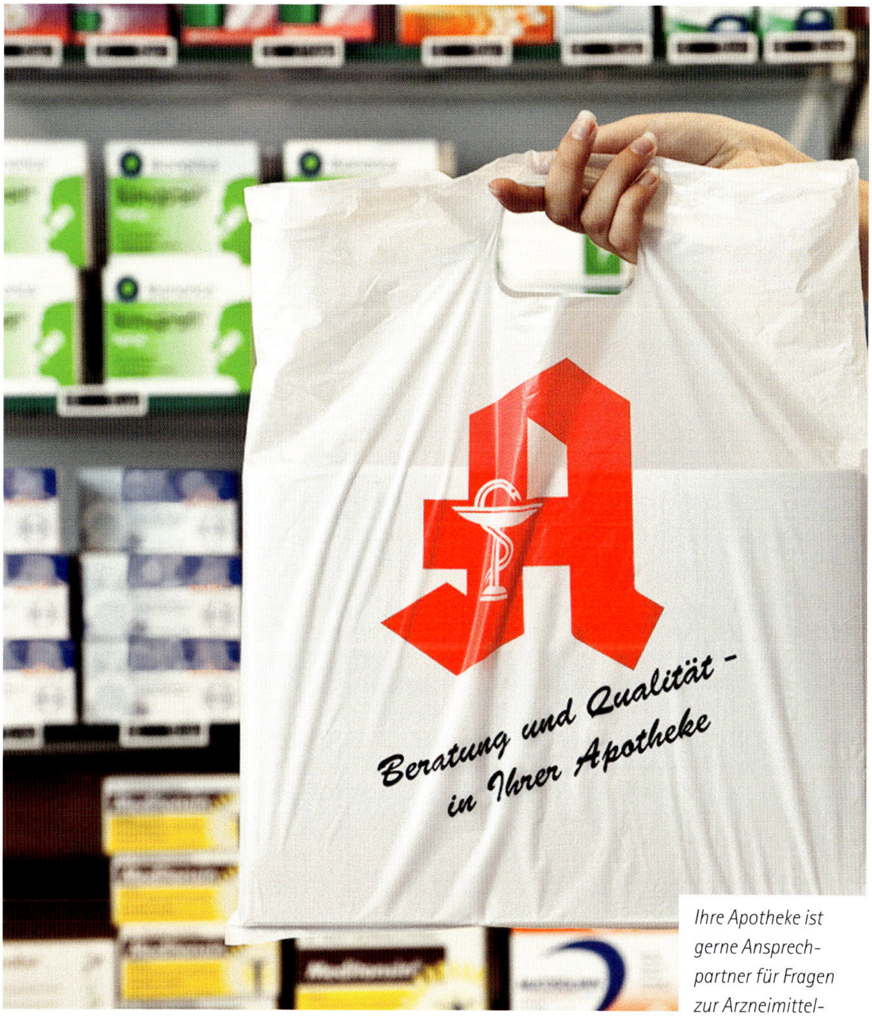

Ihre Apotheke ist gerne Ansprechpartner für Fragen zur Arzneimittel-Therapiesicherheit.

Spezieller Teil – Häufige Wechselwirkungen in der Selbstmedikation

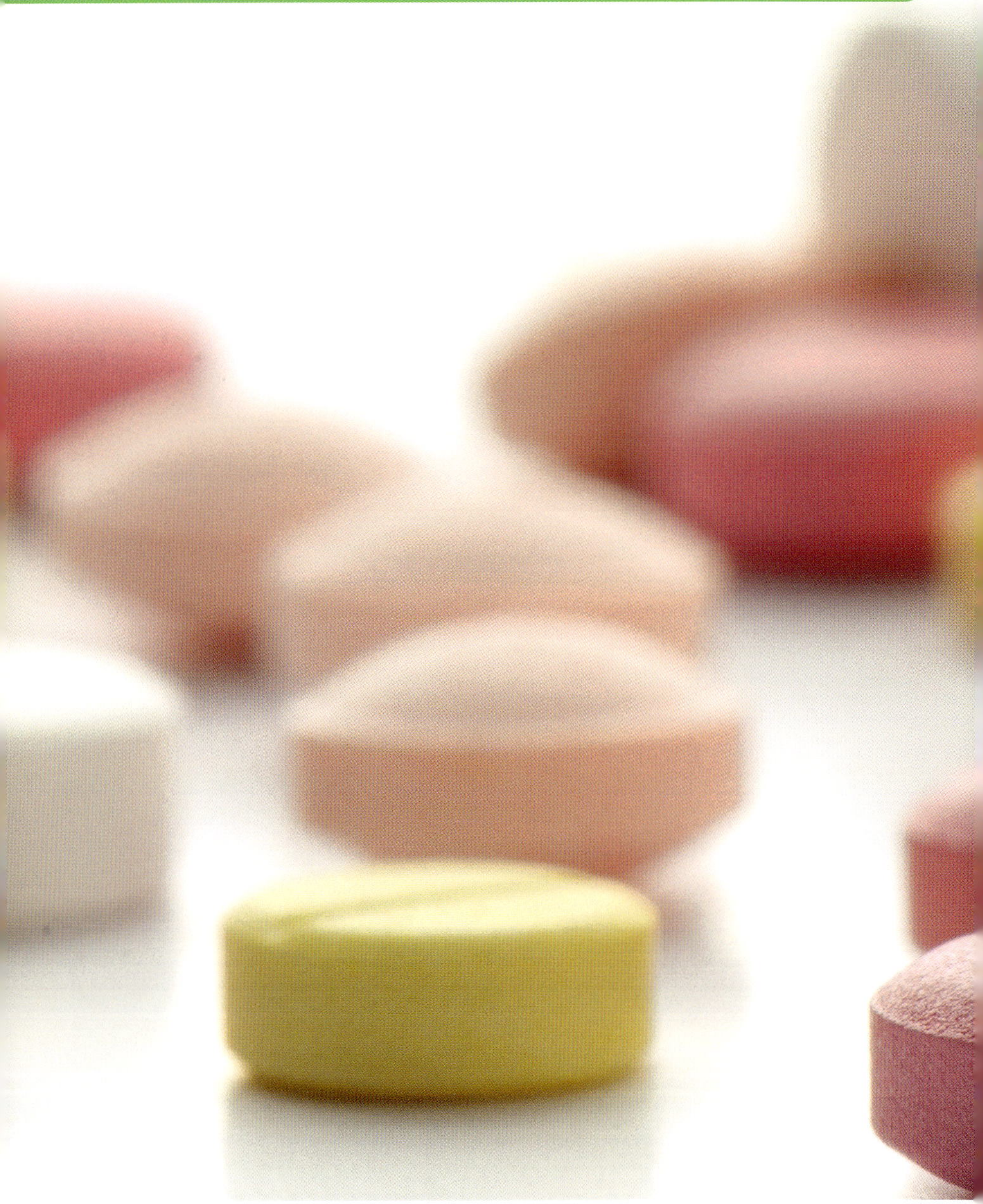

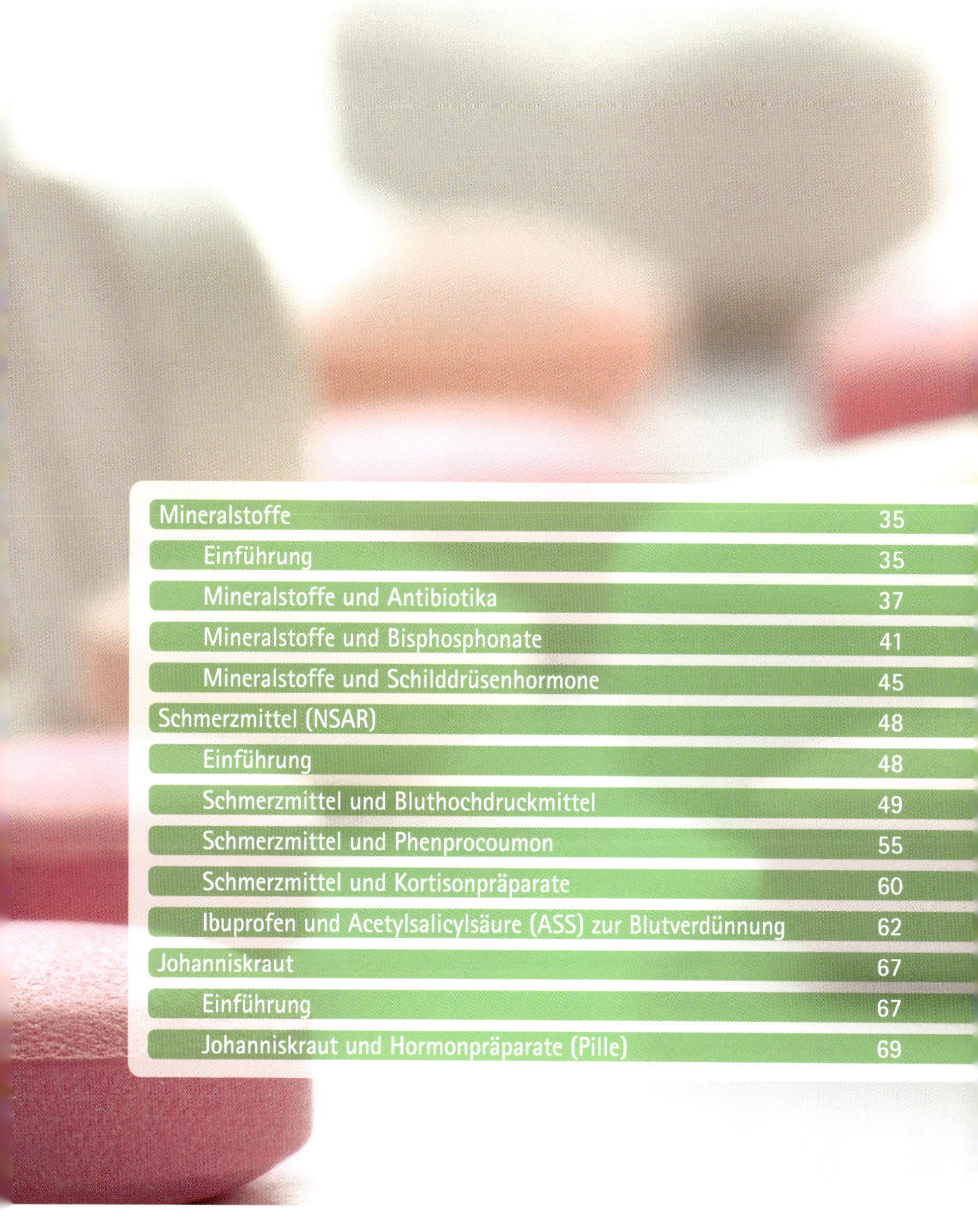

In den folgenden Kapiteln wird Ihnen ein Überblick über häufige Wechselwirkungen, insbesondere mit Medikamenten, die sie ohne Rezept in der Apotheke erwerben können, gegeben. Diese Übersicht soll Ihnen helfen zu erkennen, bei welchen Arzneimitteln sie aufpassen müssen, wenn Sie gleichzeitig weitere Medikamente einnehmen.

Von den Arzneimitteln, die Sie im Rahmen der Selbstmedikation kaufen, können folgende besonders häufig mit anderen Medikamenten eine Wechselwirkung eingehen:

- Mineralstoffe
  Zu den Mineralstoffen gehören Calcium und Magnesium. Sie können alleine in Präparaten vorkommen oder mit Vitaminen kombiniert sein.

- Schmerzmittel
  Zu den nicht-rezeptpflichtigen Schmerzmitteln gehören Wirkstoffe wie Acetylsalicylsäure (ASS) oder Paracetamol, einzeln oder in vielfältigen Kombinationen.

- Johanniskrautpräparate
  Johanniskraut kommt in stimmungsaufhellenden und beruhigenden Präparaten vor, einzeln oder im Gemisch.

MINERALSTOFFE

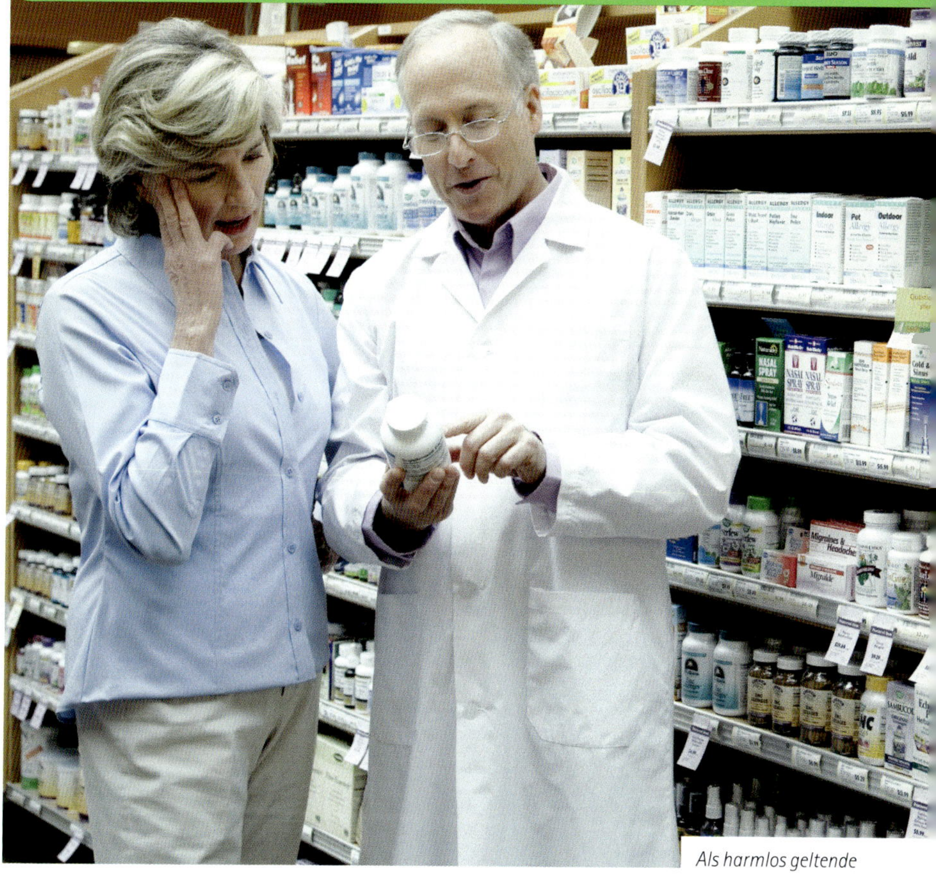

Als harmlos geltende Mineralstoffe können die Wirkung von lebenswichtigen Arzneistoffen blockieren.

Einführung

Zu den therapeutisch verwendeten Mineralstoffen gehören zum Beispiel Calcium-, Magnesium-, Eisen-, Zink- oder auch Aluminiumsalze. In der Fachsprache werden sie als „polyvalente Kationen" bezeichnet. Sie sind Bestandteil von Mineralstoff- oder Multivitaminpräparaten. In der Regel kauft der Patient diese Präparate ohne Rezept – also in der Selbstmedikation – in der

Apotheke, da sie nur in Ausnahmefällen von den Krankenkassen erstattet werden. Calcium findet sich auch in Nahrungsmitteln wie beispielsweise sämtlichen Milchprodukten wie Milch, Joghurt, Quark und Käse.

In welchen Situationen nehmen Patienten polyvalente Kationen ein?

Mineralstoffe werden in vielen verschiedenen Situationen eingenommen, z. B. bei Muskelkrämpfen, in der Schwangerschaft, zur Steigerung des Immunsystems oder auch für die „Knochengesundheit".

Bei Wadenkrämpfen, Verspannungen oder auch Migräne nehmen Patienten häufig Magnesium ein. In der Schwangerschaft – insbesondere am Ende – werden häufig Eisen- oder auch Magnesiumpräparate gegeben. Patienten, deren Eisengehalt im Blut zu niedrig ist, werden ebenfalls mit Eisenpräparaten behandelt. Calciumsalze in Kombination mit Vitamin D werden sowohl zur Vorbeugung als auch zur Behandlung der Osteoporose eingesetzt. Mittel gegen Sodbrennen und saurem Aufstoßen enthalten oft Aluminium- und/oder Magnesiumsalze. Zink wird häufig zur Immunstimulation eingenommen. Multivitamin- und Mineralstoffpräparate werden ebenfalls zur Steigerung des Immunsystems eingenommen. Auch Sportler nehmen diese Präparate häufig zum Ersetzen der verlorenen Salze durch das Schwitzen beim Sport ein.

Mit welchen Arzneimitteln kommt es zu Wechselwirkungen mit diesen Mineralstoffen/polyvalenten Kationen?

Polyvalente Kationen können mit verschiedenen Arzneimitteln interagieren. Am häufigsten kommt es jedoch zu Wechselwirkungen mit den folgenden Arzneimittelgruppen:

- mit Antibiotika aus der Reihe der Gyrasehemmer
- mit Antibiotika aus der Reihe der Tetracycline
- mit Bisphosphonaten, die z. B. bei Osteoporose eingesetzt werden und
- mit Schilddrüsenhormonen, die bei Schilddrüsenfunktionsstörungen eingenommen werden müssen.

Was passiert bei der Wechselwirkung?

Die oben aufgeführten polyvalenten Kationen bilden im Magen-Darm-Trakt schwer lösliche Komplexe mit Gyrasehemmern, Tetracyclinen, Bisphosphonaten und Schilddrüsenhormonen. Die Komplexbildung verhindert bzw. vermindert die Aufnahme (Resorption) der Substanzen aus dem Magen-Darm-Trakt. Im Blut wird daher keine ausreichende Wirkkonzentration des Wirkstoffes erreicht.

Mineralstoffe und Antibiotika (Gyrasehemmer, Tetracycline)

Sowohl Gyrasehemmer als auch Tetracycline (Wirkstoffe siehe Tabelle 2) werden unter anderem bei bakteriellen Infekten der Atemwege, des Magen-Darm-Traktes, der Harnwege sowie der Haut eingesetzt.

Was passiert bei der Wechselwirkung?

Polyvalente Kationen wie Calcium, Magnesium, Eisen, Aluminium oder auch Zink bilden mit Antibiotika aus der Gruppe der Gyrasehemmer sowie der Tetracycline schwer lösliche Komplexe. Diese schwer löslichen Komplexe können nur vermindert aus dem Magen-Darm-Trakt aufgenommen werden. Bei anderen Antibiotika, wie beispielsweise bei Penicillinen oder Makroliden, tritt diese Interaktion nicht auf.

Tabelle 2: Wirkstoffnamen wichtiger Gyrasehemmer und der Tetracycline

Wirkstoffe aus der Gruppe der Gyrasehemmer	Wirkstoffe aus der Gruppe der Tetracycline
Norfloxacin	Doxycyclin
Enoxacin	Minocyclin
Ciprofloxacin	Tetracyclin
Ofloxacin	Oxytetracyclin
Levofloxacin	
Moxifloxacin	

Gibt es Risikofaktoren, die ich beachten muss?

Nein, es gibt keine Hinweise, dass diese Wechselwirkung bei einzelnen Patienten häufiger auftritt, weil Risikofaktoren vorliegen.

Wie bemerke ich die Wechselwirkung? Wie wirkt sich die Wechselwirkung auf meinen Körper bzw. meine Gesundheit aus?

Die Komplexbildung führt zu einer verminderten Aufnahme der Antibiotika aus dem Magen-Darm-Trakt. Dies führt zu einer verminderten Konzentration der Gyrasehemmer oder der Tetracycline im Blut. Folge ist eine nicht ausreichende antibakterielle Wirksamkeit. Das heißt das Antibiotikum kann nicht ausreichend wirken. Im schlimmsten Fall kommt es zu einem vollständigen Wirkverlust und die Infektion bleibt unbehandelt.

Die Wechselwirkung zwischen Mineralstoffen wie z. B. Calcium, Magnesium, Eisen, Aluminium oder Zink und Antibiotika aus der Gruppe der Gyrasehemmer oder Tetracycline kann leicht vermieden werden, indem man einen Abstand von circa 3 Stunden zwischen der Einnahme des Antibiotikums und der Einnahme der Mineralstoffe einhält.

Was kann ich tun, um die Wechselwirkung zu vermeiden?

Die Wechselwirkung zwischen polyvalenten Kationen und Gyrasehemmern oder Tetracyclinen kann leicht vermieden werden. Ausreichend ist, einen möglichst großen Abstand zwischen der Einnahme des Antibiotikums und der Einnahme dieser Mineralstoffe/polyvalenten Kationen einzuhalten. Im Optimalfall beträgt dieser Abstand drei bis vier Stunden. Um diesen zeitlichen Abstand einzuhalten, ist es für Sie als Patient am einfachsten, die polyvalenten Kationen und das Antibiotikum (Gyrasehemmer oder Tetracyclin) zu verschiedenen Mahlzeiten einzunehmen. Damit es Ihnen leicht fällt, die Arzneimittel richtig einzunehmen, sollten Sie zusammen mit Arzt oder Apotheker das für Sie optimale Einnahmeschema besprechen. Oft ist es auch sinnvoll, die Mineralstoffe für die meist kurze Zeit der Antibiotikatherapie abzusetzen.

Einige Gyrasehemmer bzw. Tetracycline müssen 1 mal täglich, andere müssen 2 mal täglich eingenommen werden. Je nachdem, ob das Antibiotikum 1 mal täglich oder 2 mal täglich eingenommen werden muss, empfiehlt sich folgende Vorgehensweise:

- *Das Antibiotikum (Gyrasehemmer oder Tetracyclin) muss einmal pro Tag eingenommen werden:*
  Wichtig ist, das Antibiotikum immer zur gleichen Zeit einzunehmen! Nehmen Sie das Antibiotikum so ein, wie es Ihnen Ihr Arzt verordnet hat. Sollen Sie mittags oder abends starten, können Sie z. B. das Mineralstoffpräparat regelmäßig morgens zum Frühstück einnehmen. Beginnen Sie morgens mit der Einnahme des Antibiotikums, empfiehlt es sich, das Mineralstoffpräparat zum Mittagessen zu nehmen. Gleiches gilt für Eisenpräparate, die in der Regel morgens nüchtern 30 Minuten vor dem Frühstück eingenommen werden sollen. Auch hier sollte das Eisenpräparat ausnahmsweise mittags eingenommen werden. Sind Sie ein Patient, der beispielsweise nicht regelmäßig zu Mittag isst, kann man die Empfehlung der Einnahme des Antibiotikums auch vom Mittag- auf das Abendessen verlagern. Wichtig ist allerdings, dass man das Antibiotikum regelmäßig alle 24 Stunden einnimmt, also dann über den gesamten Einnahmezeitraum zum Abendessen.

- *Das Antibiotikum (Gyrasehemmer oder Tetracyclin) muss zweimal pro Tag eingenommen werden:*
  Bei zweimal täglicher Gabe wird das Antibiotikum in der Regel morgens und abends mit einem 12-stündigen Abstand eingenommen. In diesem Fall sollte das Mineralstoff- oder Multivitaminpräparat zum Mittagessen eingenommen werden. In solch einem Fall sollte auch bei Eisenpräparaten, die normalerweise nüchtern 30 Minuten vor dem Frühstück eingenommen werden sollen, eine Ausnahme gemacht werden. Für die Zeit der Antibiotikaeinnahme sollte des Eisenpräparat 30 Minuten vor dem Mittagessen (bei schlechter Verträglichkeit zum Mittagessen eventuell mit einem Glas Orangensaft) eingenommen werden.

- *Eine Ausnahme stellen Präparate gegen Sodbrennen und saures Aufstoßen, die Antacida dar.*
  Diese werden in der Regel ein bis zwei Stunden nach den Mahlzeiten sowie vor dem Schlafengehen eingenommen. Hier gilt die Empfehlung, diese Präparate frühestens zwei Stunden nach der Mahlzeit einzunehmen, also den maximal möglichen Zeitabstand zwischen der Antibiotikaeinnahme und dem Antacidum einzuhalten.

- *Bei dieser Wechselwirkung ist es auch wichtig, dass sowohl Tetracycline als auch Gyrasehemmer nicht zusammen mit Milchprodukten eingenommen werden dürfen,*
  da das Calcium, welches in Milchprodukten enthalten ist, einen Komplex mit dem Antibiotikum bildet. Das gilt im Übrigen auch für mit Calcium angereicherte Fruchtsäfte. Auch hier sollte ein Abstand von zwei Stunden eingehalten werden. Das bedeutet, zu der Mahlzeit zu der das Antibiotikum eingenommen wird, bitte auf Käse, Joghurt, Quark oder Milch im Kaffee verzichten. Das Antibiotikum, Gyrasehemmer oder Tetracyclin, nimmt man immer mit einem großen Glas Leitungswasser ein.

Wann muss ich mit meinem Apotheker oder Arzt sprechen?

Sind Ihnen die oben aufgeführten Empfehlungen vertraut und für Sie umsetzbar, ist keine Rücksprache mit Apotheker oder Arzt notwendig. Sollte Ihnen jedoch irgendetwas unklar sein, Ihnen die Regeln für die richtige Einnahme zu kompliziert sein oder Sie andere Bedenken haben, sprechen Sie jederzeit Ihren Apotheker oder Arzt an. Sie können Ihnen die Wechselwirkung zwischen polyvalenten Kationen und Antibiotika (Gyrasehemmer oder Tetracyclin) erklären und mit Ihnen die nötigen Vorsichtsmaßnahmen noch einmal durchgehen.

Mineralstoffe und Bisphosphonate

Bisphosphonate sind die zurzeit am häufigsten verordneten Arzneimittel zur Behandlung der Osteoporose. Darüber hinaus werden sie bei Knochenkrebs sowie weiteren Erkrankungen der Knochen eingesetzt.

Was passiert bei der Wechselwirkung?

Polyvalente Kationen wie Calcium, Magnesium, Eisen, Aluminium oder auch Zink bilden mit Bisphosphonaten (Wirkstoff, siehe Tabelle 3) schwer lösliche Komplexe. Diese schwer löslichen Komplexe können nur vermindert aus dem Magen-Darm-Trakt aufgenommen werden.

Bisphosphonate, die zurzeit am häufigsten verordneten Arzneimittel zur Behandlung der Osteoporose, bilden mit Mineralstoffen wie Calcium, Magnesium, Eisen, Aluminium oder Zink schwer lösliche Komplexe.

Tabelle 3: Wirkstoffnamen der Bisphosphonate

Wirkstoffe aus der Gruppe der Bisphosphonate
Alendronsäure
Clodronsäure
Etidronsäure
Ibandronsäure
Risedronsäure
Zoledronsäure (wird nur als Infusion gegeben, ist von dieser Wechselwirkung nicht betroffen!)

Gibt es Risikofaktoren, die ich beachten muss?

Nein, es gibt keine Hinweise, dass diese Wechselwirkung bei einzelnen Patienten häufiger auftritt, weil Risikofaktoren vorliegen.

Wie bemerke ich die Wechselwirkung? Wie wirkt sich die Wechselwirkung auf meinen Körper bzw. meine Gesundheit aus?

Aufgrund der Wechselwirkung werden Bisphosphonate in geringerer Menge vom Körper aufgenommen. Daher ist es wahrscheinlich, dass auch die Wirksamkeit der Bisphosphonate verringert ist. Je nach Einsatzgebiet kann eine geringere Wirksamkeit zum Beispiel zu einem Fortschreiten der Osteoporose führen. Dies kann das Risiko für Knochenbrüche erhöhen. Das Problem dabei ist, dass man als Patient die verminderte Wirksamkeit nicht spüren kann, somit also keine Warnsignale von seinem Körper empfängt.

Die Wechselwirkung zwischen polyvalenten Kationen wie Calcium, Magnesium, Eisen, Aluminium oder Zink kann vermieden werden, wenn ein möglichst großer Zeitabstand (30 Minuten bis zu 2 Stunden) zwischen der Einnahme des Bisphosphonats und der Einnahme der polyvalenten Kationen liegt.

Was kann ich tun, um die Wechselwirkung zu vermeiden?

Auch hier gilt, dass die Wechselwirkung zwischen polyvalenten Kationen und Bisphosphonaten vermieden werden kann, in dem man einen möglichst großen Abstand zwischen der Einnahme des Bisphosphonats und der Einnahme von polyvalenten Kationen einhält.

Die Einnahmeempfehlungen der Bisphosphonate sind umfangreich und nicht ganz leicht umzusetzen. Durch die Einnahmeempfehlungen wird allerdings gewährleistet, dass genug Arzneistoff vom Körper aufgenommen werden kann und wenig Nebenwirkungen auftreten. Da von der eingenommenen Menge des Bisphosphonats bei Einhaltung der Einnahmeempfehlung ohnehin nur ein geringer Anteil aus dem Magen-Darm-Trakt aufgenommen wird, ist es von äußerster Wichtigkeit für die Wirkung dieser Substanzen, dass sie richtig eingenommen werden. Grundsätzlich gilt für die Einnahme von Bisphosphonaten, dass sie

- morgens, nüchtern mit dem in der Packungsbeilage empfohlenen Abstand sowohl zu Nahrung und Getränken als auch zu Nahrungsergänzungsmitteln oder Arzneimitteln eingenommen werden (s. Tabelle Einnahmeempfehlungen Bisphosphonate)

- am besten mit einem großen Glas Leitungswasser eingenommen werden, da andere Getränke wie beispielsweise Orangensaft, Kaffee, Tee oder auch calcium- und magnesiumreiche Mineralwässer oder Fruchtsäfte dazu führen können, dass die Substanzen nicht ausreichend aus dem Magen-Darm-Trakt aufgenommen werden können

- in aufrechter Haltung eingenommen werden und der Patient auch nach der Einnahme unbedingt noch für 30 Minuten bis zu 1 Stunde in einer aufrechten Haltung verbleiben soll, da es sonst zu Schädigungen der Speiseröhre durch die Bisphosphonate kommen kann.

Der optimale Abstand bei gleichzeitiger Einnahme von polyvalenten Kationen ist je nach Empfehlung in den Packungsbeilagen (s. Tabelle Einnahmeempfehlungen Bisphosphonate) 30 Minuten bis zu zwei Stunden. Wie schon bei den Antibiotika aufgeführt, ist es für Sie als Patient am einfachsten, die polyvalenten Kationen und das Bisphosphonat zu verschiedenen Mahlzeiten einzunehmen. Damit es Ihnen leicht fällt, die Arzneimittel richtig einzunehmen, sollten Sie zusammen mit Arzt oder Apotheker das für Sie optimale Einnahmeschema besprechen. Das Bisphosphonat wird in der Regel einmal pro Woche morgens nüchtern eingenommen:

- Um einen ausreichenden Abstand zwischen den Einnahmen zu gewährleisten wird das Mineralstoff- oder Multivitaminpräparat zum Mittagessen und oder Abendessen eingenommen. Eisenpräparate, die normalerweise nüchtern 30 Minuten vor dem Frühstück eingenommen werden sollen, werden am Tag der Bisphosphonat-Einnahme 30 Minuten vor dem Mittag- oder Abendessen, bei schlechter Verträglichkeit zu Mittag- oder Abendessen eventuell mit einem Glas Orangensaft, eingenommen.

- Eine Ausnahme stellen auch hier Präparate gegen Sodbrennen und saures Aufstoßen, die Antacida, dar; diese werden in der Regel ein bis zwei Stunden nach den Mahlzeiten sowie vor dem Schlafengehen eingenommen. Hier gilt die Empfehlung, diese Präparate frühestens zwei Stunden nach der Mahlzeit einzunehmen, also den maximal möglichen Zeitabstand einzuhalten.

Ganz wichtig für eine ausreichende Wirkung und für die Vermeidung von Wechselwirkungen ist, dass die Einnahmeempfehlungen der Packungsbeilagen der jeweiligen Medikamente genau eingehalten werden (siehe Tabelle 4 Einnahmeempfehlungen Bisphosphonate)!

Tabelle 4: Einnahmeempfehlungen der Bisphosphonate
(Quelle Fachinformationen)

Wirkstoff	Allgemeine Einnahmeempfehlung (Abweichungen, Besonderheiten)	Abstand zu Nahrung, Getränken, Nahrungsergänzungsmitteln und Arzneimitteln, insbesondere polyvalente Kationen wie in Mineralstoffpräparaten
Alendronsäure	Vor dem Frühstück	Mind. 30 Minuten vorher
Clodronsäure	Vor dem Frühstück	Mind. 1 Stunde vorher
Etidronsäure	Vor oder nach einer Mahlzeit	Mind. 2 Stunden vorher oder nachher
Ibandronsäure	Nach einer nächtlichen Nüchternperiode (von mindestens 6 Stunden) und vor der ersten Nahrungs- oder Flüssigkeitsaufnahme des Tages	Mind. 30 Minuten vorher (Bondronat®) Mind. 1 Stunde vorher (Bonviva®)
Risedronsäure	Vor dem Frühstück	Mind. 30 Minuten vorher

Wann muss ich mit meinem Apotheker oder Arzt sprechen?

Sind Ihnen die oben aufgeführten Empfehlungen vertraut und für Sie umsetzbar, ist keine Rücksprache mit Apotheker oder Arzt notwendig. Sollte Ihnen jedoch irgendetwas unklar sein, Ihnen die Regeln für die richtige Einnahme zu kompliziert sein oder Sie andere Bedenken haben, sprechen Sie jederzeit Ihren Apotheker oder Arzt an. Sie können Ihnen die Wechselwirkung zwischen polyvalenten Kationen und Bisphosphonaten erklären und mit Ihnen die nötigen Vorsichtsmaßnahmen noch einmal durchgehen.

Mineralstoffe und Schilddrüsenhormone

Schilddrüsenhormone werden bei Schilddrüsenfunktionsstörungen eingesetzt und müssen in der Regel lebenslang eingenommen werden. Levothyroxin ist ein Wirkstoff aus der Gruppe der Schilddrüsenhormone und ein natürliches körpereigenes Hormon. Es ersetzt Thyroxin und wird bei Erkrankungen der Schilddrüse eingesetzt, bei denen nicht mehr ausreichend Thyroxin produziert werden kann. Die Hauptwirkung besteht in der Steigerung des Energieumsatzes durch Förderung verschiedenster Stoffwechselwege.

Was passiert bei der Wechselwirkung?

Es sind einige Arzneimittel bekannt, die die Wirkung von Levothyroxin abschwächen können. Polyvalente Kationen wie Calcium, Magnesium, Eisen, Aluminium oder auch Zink gehören dazu. Sie bilden mit Schilddrüsenhormonen schwer lösliche Komplexe, die nur vermindert aus dem Magen-Darm-Trakt aufgenommen werden können.

Werden Schilddrüsenhormone zusammen mit Mineralstoffen wie Calcium, Magnesium, Eisen, Aluminium oder Zink eingenommen, kann die Wirkung des Schilddrüsenhormons abgeschwächt werden.

Gibt es Risikofaktoren, die ich beachten muss?

Nein, es gibt keine Hinweise, dass diese Wechselwirkung bei einzelnen Patienten häufiger auftritt, weil Risikofaktoren vorliegen.

Wie bemerke ich die Wechselwirkung? Wie wirkt sich die Wechselwirkung auf meinen Körper bzw. meine Gesundheit aus?

Aufgrund der verminderten Aufnahme der Schilddrüsenhormone ist es wahrscheinlich, dass ihre Wirksamkeit verringert ist. Es entwickeln sich dann Symptome einer Schilddrüsenunterfunktion. Dies sind zum Beispiel Müdigkeit, Gewichtszunahme, Kälteempfindlichkeit sowie ein Anstieg des Serum-Thyreotropins (TSH). Dieses TSH, kann im Blutbild bestimmt werden, z. B. bei der Bestimmung des Schilddrüsenstatus beim Arzt. Die genannten Symptome kann man als Patient allerdings erst mit Verzögerung im Laufe einer längeren gleichzeitigen Einnahme von Schilddrüsenhormon und polyvalenten Kationen an sich feststellen.

Um die Wechselwirkung zwischen dem Schilddrüsenhormon Levothyroxin und Mineralstoffen wie Calcium, Magnesium, Eisen, Aluminium oder Zink zu vermeiden, sollte man zwischen der Einnahme der beiden Substanzen einen möglichst großen Abstand einhalten. Das ist beispielsweise durch einen Einnahme zu verschiedenen Tageszeiten gewährleistet.

Was kann ich tun, um die Wechselwirkung zu vermeiden?

Die Wechselwirkung zwischen polyvalenten Kationen und dem Schilddrüsenhormon Levothyroxin kann vermieden werden, wenn man einen möglichst großen Abstand zwischen der Einnahme des Schilddrüsenhormons und der Einnahme von polyvalenten Kationen einhält.

Der optimale Abstand bei gleichzeitiger Einnahme von polyvalenten Kationen und Schilddrüsenhormon liegt bei mindestens zwei, besser vier Stunden. Für die Patienten ist es am einfachsten, das Schilddrüsenhormon und die polyvalenten Kationen zu verschiedenen Mahlzeiten einzunehmen. Damit es Ihnen leicht fällt, die Arzneimittel richtig einzunehmen, sollten Sie zusammen mit Arzt oder Apotheker das für Sie optimale Einnahmeschema besprechen. Schilddrüsenhormone werden in der Regel täglich morgens nüchtern eingenommen:

Um einen ausreichenden Abstand zwischen den Einnahmen zu gewährleisten, wird das Mineralstoff- oder Multivitaminpräparat zum Mittagessen und oder Abendessen eingenommen.

Eisenpräparate, die normalerweise ebenfalls nüchtern 30 Minuten vor dem Frühstück eingenommen werden sollen, werden bei gleichzeitiger Schilddrüsenhormoneinnahme 30 Minuten vor dem Mittag- oder Abendessen (bei schlechter Verträglichkeit zu Mittag- oder Abendessen eventuell mit einem Glas Orangesaft) eingenommen.

- Eine Ausnahme stellen Präparate gegen Sodbrennen und saures Aufstoßen, die Antacida, dar; diese werden in der Regel ein bis zwei Stunden nach den Mahlzeiten sowie vor dem Schlafengehen eingenommen. Hier gilt die Empfehlung diese Präparate frühestens zwei Stunden nach der Mahlzeit einzunehmen, also den maximal möglichen Zeitabstand einzuhalten.

- Optimalerweise nimmt man Schilddrüsenhormone mit einem großen Glas Leitungswasser ein.

  Wegen der oben bereits erwähnten hohen Konzentration an Calcium in Milchprodukten wird häufig geraten, auch diese erst zwei Stunden nach der Einnahme des Schilddrüsenhormons zu sich zu nehmen. Verzehrt man als Patient regelmäßig Milchprodukte zum Frühstück, z. B. Quark, Milch im Kaffee oder auch Müsli, kann dies bei der Einstellung auf die benötigte Menge an Schilddrüsenhormon berücksichtigt werden, so dass der Patient seine Frühstücksgewohnheiten beibehalten kann.

Wann muss ich mit meinem Apotheker oder Arzt sprechen?

Sind Ihnen die oben aufgeführten Empfehlungen vertraut und für Sie umsetzbar, ist keine Rücksprache mit Apotheker oder Arzt notwendig. Sollte Ihnen jedoch irgendetwas unklar sein, Ihnen die Regeln für die richtige Einnahme zu kompliziert sein oder Sie andere Bedenken haben, sprechen Sie jederzeit Ihren Apotheker oder Arzt an. Sie können Ihnen die Wechselwirkung zwischen polyvalenten Kationen und Schilddrüsenhormon erklären und mit Ihnen die nötigen Vorsichtsmaßnahmen noch einmal durchgehen.

Schmerzmittel (NSAR)

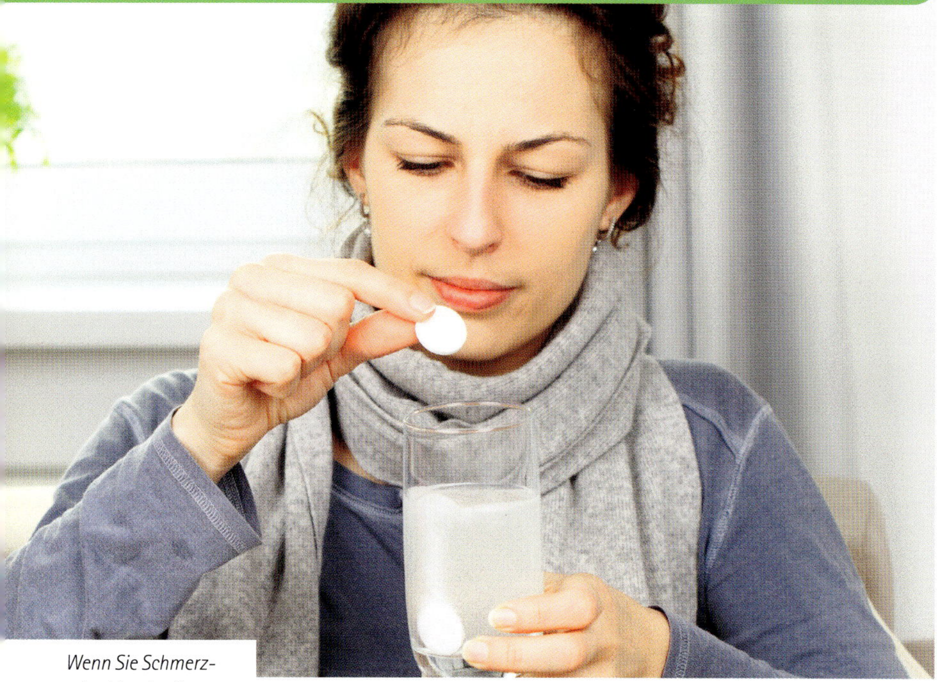

Wenn Sie Schmerzmittel kaufen fragen Sie in der Apotheke unbedingt nach möglichen Wechselwirkungen mit anderen Medikamenten.

Einführung

Schmerzmittel gehören zu den mit am häufigsten verwendeten Arzneimitteln in Deutschland. Schmerzmittel werden je nach Wirkung, Wirkort, Wirkstärke sowie Wirkdauer in verschiedene Gruppen eingeteilt. Die größte ist die Gruppe der nichtsteroidalen Antirheumatika (NSAR), zu denen auch Ibuprofen, Diclofenac und Naproxen gehören. In der Apotheke bekommt man Ibuprofen, Diclofenac, Acetylsalicylsäure, Naproxen und Paracetamol verschreibungsfrei, also ohne Rezept. Während Paracetamol schmerzstillend und fiebersenkend wirkt, haben die übrigen oben aufgeführten Substanzen auch noch eine antientzündliche Wirkung.

NSAR können viele Nebenwirkungen hervorrufen. Von den apothekenpflichtigen Arzneistoffen bergen Sie mit das höchste Risiko für Wechselwirkungen. Eine längerfristige Einnahme der Medikamente kann unter anderem selbst zu Kopfschmerzen, zu Geschwüren im Magen und im Darm und zu Nierenerkrankungen führen. Deshalb sollen sie in der Selbstmedikation nur kurzfristig und wenn möglich in niedriger Dosis angewandt werden.

Die Hemmung der Blutgerinnung und die Magenschleimhautschädigende Wirkung der NSAR sind häufig Ursachen für mögliche Interaktionen. Interaktionen mit NSAR gehen daher nicht selten mit einem erhöhten Risiko für Blutungskomplikationen und hier vor allem für Blutungen im Magen- und Darmtrakt einher. Ein erhöhtes Risiko für gastrointestinale Blutungen resultiert zum Beispiel aus der gleichzeitigen Einnahme mit Kortisonpräparaten oder oralen Antikoagulanzien, sogenannten „Blutverdünnern, wie Phenprocoumon. Des Weiteren kann der blutdrucksenkende Effekt verschiedener Antihypertensiva, Blutdrucksenker, durch diese Schmerzmittel abgeschwächt werden.

Die Schmerzmittel aus der Gruppe der nichtsteroidalen Antirheumatika (NSAR) weisen von apothekenpflichtigen Arzneistoffen das höchste Risiko für Wechselwirkungen auf. Daher sollten sie im Rahmen der Selbstbehandlung nur kurzfristig oder in möglichst niedriger Dosierung eingenommen werden.

Folgende Wechselwirkungen mit NSAR werden im Folgenden näher erläutert:

- Schmerzmittel und Bluthochdruckmittel
- Schmerzmittel und Phenprocoumon
- Schmerzmittel und Kortisonpräparate
- Ibuprofen und niedrigdosiertes ASS in Anwendung zur Blutverdünnung

Schmerzmittel und Bluthochdruckmittel (Antihypertensiva)

Bluthochdruck gehört mit zu den „Volkskrankheiten"; schätzungsweise 30 Millionen Menschen in Deutschland leiden unter zu hohem Blutdruck, von denen nur etwa acht Millionen medikamentös mit Antihypertensiva behandelt werden.

Der Begriff Antihypertensiva ist ein Sammelbegriff für blutdrucksenkende Arzneimittel; es gibt verschiedene Arzneistoffgruppen, die eine blutdrucksenkende Wirkung aufweisen, hierzu gehören beispielsweise

- ACE-Hemmer
- Angiotensin-II-Antagonisten
- Betablocker
- Calciumkanalblocker (auch Calciumantagonisten genannt)
- Diuretika.

Was passiert bei der Wechselwirkung?

Die gleichzeitige Einnahme von Schmerz- und Bluthochdruckmitteln kann zu einer verminderten Blutdrucksenkung führen. Welche Reaktionen im Körper hierfür verantwortlich sind, ist noch nicht endgültig geklärt. Man vermutet Folgendes:

- Bei der Einnahme von Schmerzmitteln wird unter anderem die Bildung von gefäßerweiternden Stoffen, den Prostaglandinen, im Körper unterdrückt. Dieser „Mangel" an gefäßerweiternden Substanzen führt zu einer Verengung der Gefäße, was einen erhöhten Blutdruck zur Folge haben kann.

- Gleichzeitig wird Natrium im Körper zurückgehalten. Natrium, auch in Kochsalz enthalten, ist bekannt als „Wasserfänger": wird also viel Natrium, das Wasser bindet, im Körper zurückgehalten, steigt auch das Blutvolumen im Körper. Das erhöhte Blutvolumen wiederum kann zu einem erhöhten Blutdruck führen.

Nicht alle Bluthochdruckmittel sind gleichermaßen von dieser Wechselwirkung betroffen. Zu den von der Wechselwirkung betroffenen Substanzgruppen gehören ACE-Hemmer, Angiotensin-II-Antagonisten, Betablocker, und Entwässerungsmittel, sogenannte Diuretika, die auch zur Blutdrucksenkung eingesetzt werden. Wirkstoffnamen dieser blutdrucksenkenden Gruppen finden sich in der Tabelle 5. Kaum oder gar nicht betroffen von der Wechselwirkung sind Calciumkanalblocker, z. B. Amlodipin, Nifedipin, Felodipin, Diltiazem, Verapamil, und zentral wirksame Antihypertensiva, z. B. Clonidin, Moxonidin, Methyldopa.

Auf der Seite der Schmerzmittel sind vor allem COX-2-Hemmer, neben den NSAR eine weitere Gruppe von schmerz- und entzündungshemmenden Arzneistoffen, von der Wechselwirkung betroffen. Paracetamol, das nicht zu diesen beiden Gruppen gehört, kann jedoch in Einzelfällen auch den Blutdruck steigern (s. Tabelle 6).

Tabelle 5: Wirkstoffnamen der verschiedenen Gruppen der Bluthochdruckmittel (Beispiele)

Wirkstoffe aus der Gruppe der ACE-Hemmer	Wirkstoffe aus der Gruppe der Betablocker	Wirkstoffe aus der Gruppe der Angiotensin-II-Antagonisten	Wirkstoffe aus der Gruppe der Diuretika
Captopril	Atenolol	Candesartan	Furosemid
Enalapril	Bisoprolol	Irbesartan	Hydrochlorothiazid
Lisinopril	Metoprolol	Losartan	Torasemid
Ramipril	Nevibolol	Valsartan	Xipamid
	Propranolol	Telmisartan	Indapamid

Tabelle 6: Wirkstoffnamen der verschiedenen Schmerzmittel-Gruppen (Beispiele)

Wirkstoffe aus der Gruppe der NSAR	Wirkstoffe aus der Gruppe der COX-2-Hemmer
Acetylsalicylsäure	Celecoxib
Ibuprofen	Etoricoxib
Dicofenac	
Naproxen	

Gibt es Risikofaktoren, die ich beachten muss?

Ja, höheres Lebensalter, eine verminderte Nierendurchblutung wie beispielsweise eine Nierenfunktionsstörung, eine Herzschwäche (Herzinsuffizienz), ein Mangel an Flüssigkeitszufuhr sowie eine erhöhte Kochsalzempfindlichkeit sind Risikofaktoren, die das Auftreten dieser Wechselwirkung wahrscheinlicher machen.

Patienten mit Herzschwäche oder Nierenfunktionsstörungen können im Rahmen der Selbstbehandlung auf das Schmerzmittel Paracetamol ausweichen, das in Kombination mit Herzmedikamenten oder auch bei Nierenfunktionsstörungen weniger Probleme als die Schmerzmittel aus der Gruppe der NSAR macht.

Was sollten Patienten mit Herzschwäche beachten?

Bei Herzschwäche ist bei vielen Schmerzmitteln, wie Acetylsalicylsäure in hohen Dosen, Diclofenac oder Ibuprofen Vorsicht angezeigt. Diese verschlechtern in Kombination mit den notwendigen Herzmedikamenten die Nierenfunktion und können das Herz weiter schwächen. Ihr Arzt kann auf andere Rheuma- und Schmerzmittel ausweichen, die keine Interaktion mit Ihren Herzmedikamenten aufweisen. In der Apotheke kann Ihnen Paracetamol gegeben werden, dass bei Herzschwäche weniger Probleme macht. Bei der Einnahme von Paracetamol sollte man darauf achten, dass man dieses Medikament nicht über einen längeren Zeitraum in höheren Dosen von etwa 4000 mg (entspricht 8 Tabletten pro Tag) einnimmt, da es dann negativ auf die Leistung der Leber wirken kann. Das gilt im Übrigen für alle Patienten, nicht nur für diejenigen mit einer Herzschwäche.

Daher sollten Patienten mit Herzschwäche bei neuen Ärzten oder in der Apotheke immer erwähnen, dass Sie unter Herzschwäche leiden.

Was sollten Patienten mit Nierenfunktionsstörung beachten?

NSAR können bei Nierenfunktionsstörungen die Nierenfunktion akut verschlechtern. Dies liegt daran, dass sie die Durchblutung der Niere verschlechtern können. Ihr Arzt kann auf andere Rheuma- und Schmerzmittel ausweichen, die die Nierenfunktion nicht weiter verschlechtern. Auch in der Apotheke kann Ihnen

Paracetamol gegeben werden, dass bei Nierenfunktionsstörungen weniger Probleme macht. Daher sollten Patienten mit Nierenfunktionsstörungen bei neuen Ärzten oder in der Apotheke immer erwähnen, dass Sie eine Nierenfunktionsstörung haben.

Wie bemerke ich die Wechselwirkung? Wie wirkt sich die Wechselwirkung auf meinen Körper bzw. meine Gesundheit aus?

Die Wechselwirkung zwischen Schmerz- und Bluthochdruckmitteln kann zu einem erhöhten Blutdruck führen. Der mittlere arterielle Blutdruck, steigt dabei im Durchschnitt um 5 bis 6 mmHg an. Langfristig führt das zu einem erhöhten Herzinfarkt- und Schlaganfall-Risiko. Der mittlere arterielle Blutdruck ist eine zu errechnende Größe, die unabhängig von den in der Praxis gemessenen oberen (systolischen) und unteren (diastolischen) Blutdruckwerten ist.

Der Patient spürt in der Regel körperlich nichts von den erhöhten Blutdruckwerten. Er kann das Problem somit nur erkennen, indem er den Blutdruck regelmäßig misst und so erhöhte Werte feststellen kann. Die erhöhten Blutdruckwerte treten meistens innerhalb von ein bis zwei Wochen bei gleichzeitiger Einnahme von Schmerz- und Bluthochdruckmitteln auf.

Was kann ich tun, um die Wechselwirkung zu vermeiden?

Um festzulegen, ob und wie ich als Patient zur Vermeidung der Wechselwirkung aktiv werden muss, ist als erstes einmal entscheidend, über welchen Zeitraum ich die beiden Medikamente gleichzeitig einnehme, in welcher Dosierung und in welcher Darreichungsform (Tablette, Tropfen, Creme, Gel, Salbe) ich sie anwende.

Häufig benötigen Patienten, die regelmäßig ein Blutdruckmedikament einnehmen, nur gelegentlich ein Schmerzmittel, zum

Beispiel wenn man „mal Kopfschmerzen" hat oder die Gelenke schmerzen. In diesem Fall ist die oben beschriebene Wechselwirkung nur relevant, wenn eine Herzschwäche oder eine Nierenfunktionsstörung vorliegt. Patienten mit Herzschwäche oder einer Nierenfunktionsstörung sollten diese Schmerzmittel nur in Ausnahmefällen und per Verordnung vom Arzt einnehmen. Liegen diese Erkrankungen hingegen nicht vor, ist die Wechselwirkung bei einer gemeinsamen Einnahme beider Medikamente über einen Zeitraum von bis zu maximal 10 - 14 Tagen nicht relevant.

Bei der Einnahme von Acetylsalicylsäure (ASS) zur Blutverdünnung, z. B. in einer Dosierung von 100 mg pro Tag besteht kein Risiko für eine Wechselwirkung zwischen Schmerz- und Bluthochdruckmittel. Gleiches gilt für die Anwendung von Schmerzmitteln als Salben, Cremes oder auch Gelen auf der Haut.

Etliche Patienten nehmen neben Bluthochdruckmitteln auch regelmäßig Acetylsalicylsäure (ASS) zur Blutverdünnung ein. Für die Blutverdünnung wird ASS jedoch in niedrigerer Dosierung angewendet, meist 100 mg ASS täglich. Diese Dosierung beeinflusst den Blutdruck nicht, d. h. es besteht kein Risiko für die Wechselwirkung zwischen ASS 100 mg und Bluthochdruckmitteln.

Ebenso verwenden viele Patienten Schmerzmittel in Form von Salben, Cremes oder auch Gelen, beispielsweise zur Behandlung von Rücken- oder Gelenkschmerzen. Auch in diesen Fällen, wenn das Schmerzmittel lokal auf der Haut angewendet wird, ist keine Wechselwirkung mit dem Blutdruckmittel zu erwarten.

Geht die gemeinsame orale Einnahme allerdings über eine gelegentliche Einnahme und über einen Zeitraum von 10 - 14 Tagen hinaus, dann sollte man folgende Regeln beachten:

- Insbesondere in den ersten 3 Wochen der gleichzeitigen Einnahme sollte der Blutdruck regelmäßig vom Patienten gemessen und dokumentiert werden; zum Beispiel in einem Blutdruckpass, der in der Apotheke erhältlich ist oder durch diese besorgt werden kann.

Kommt es zu einer Erhöhung des Blutdrucks, können die Blutdruckmittel höher dosiert werden. Eine andere Möglichkeit ist, das Schmerzmittel niedriger zu dosieren oder ein anderes Schmerzmittel einzusetzen.

Wann muss ich mit meinem Apotheker oder Arzt sprechen?

Nehmen Sie neben einem Blutdruckmedikament Schmerzmittel nur kurzfristig oder bei Bedarf ein, ist keine weitere Rücksprache mit Apotheker oder Arzt notwendig. Bei Herzschwäche oder Nierenfunktionsstörungen sollten Sie dagegen immer Rücksprache halten. Beobachten Sie eine Blutdruckerhöhung bei gleichzeitiger längerer Einnahme von Schmerz- und Blutdruckmitteln, sollten Sie unbedingt mit Ihrem Arzt oder Apotheker über weitere Vorgehensweisen sprechen. Niemals sollten Sie eigenmächtig Arzneimittel absetzen oder deren Dosierung sowie Einnahmevorschriften ändern. Dies sollte immer nur in Absprache mit dem Arzt oder – bei Arzneimitteln, die Sie ohne Rezept in der Apotheke erwerben – auch mit dem Apotheker geschehen.

Darüber hinaus sollten Sie sich jederzeit an Ihren Apotheker oder Arzt wenden, wenn Ihnen irgendetwas unklar ist, Sie andere Bedenken oder Fragen bezüglich Ihrer Medikamente haben.

Schmerzmittel und Phenprocoumon

(„Blutverdünnungsmittel", Marcumar®, orale Antikoagulanzien)

Phenprocoumon, ein Vitamin-K-Antagonist, der den meisten besser als Marcumar® bekannt sein dürfte, wird seit mehr als 50 Jahren erfolgreich in der Therapie und Prävention von venösen und arteriellen Thrombosen eingesetzt. Eine Thrombose ist eine Gefäßerkrankung, bei der sich ein Blutgerinnsel (Thrombus) in einem Gefäß bildet. Beispiel sind Lungenembolien oder auch Thrombosen der tiefen Beinvenen. Auch bei schweren Herzrhythmusstörungen, künstlichem Herzklappenersatz sowie nach einem Herzinfarkt wird Phenprocoumon eingesetzt, um einer Thrombusbildung und den daraus resultierenden Embolien vorzubeugen.

Bei Phenprocoumon sollten bestimmte Konzentrationen im Blut weder unterschritten noch überschritten werden. Zudem kann es zu Blutungen kommen. Daher können sowohl eine Wirkverminderung als auch eine Wirkverstärkung relevante Folgen haben.

Was passiert bei der Wechselwirkung?

Nimmt man gleichzeitig über einen längeren Zeitraum Schmerzmittel aus der Gruppe der NSAR wie Ibuprofen, Diclofenac oder Naproxen und Blutverdünnungsmittel wie Phenprocoumon, ein, so besteht ein erhöhtes Blutungsrisiko. Vorwiegend ist das Risiko für Blutungen im Magen-Darm-Trakt (Gastrointestinaltrakt) erhöht. Es kann aber auch zu anderen Blutungskomplikationen wie beispielsweise vermehrtem Nasenbluten oder blauen Flecken kommen.

Bei gleichzeitiger Einnahme von Schmerzmitteln aus der Gruppe der NSAR und Blutverdünnungsmitteln kommt es zu einem verstärkenden, blutverdünnenden Effekt, da beide Arzneimittelgruppen eine blutverdünnende Wirkung haben.

Ursache ist die blutverdünnende Wirkung, die sowohl NSAR als auch Phenprocoumon haben. Werden beide Substanzen gleichzeitig eingenommen, verstärkt sich der blutverdünnende Effekt additiv. Besonders relevant ist dabei die schleimhautschädigende, ulzerogene (ein Geschwür erzeugende) Wirkung, die die NSAR ebenfalls aufweisen.

In einer Studie, bei der die Häufigkeit von Krankenhauseinweisungen aufgrund von blutenden Ulzera (Geschwüren) im Magen-Darm-Trakt untersucht wurde, konnte festgestellt werden, dass bei gleichzeitiger Behandlung das Risiko für blutende, gastrointestinale Ulzera 4-fach höher war als bei Patienten, die nur eine der beiden Substanzen eingenommen hatten. Im Vergleich zu Patienten, die keine der beiden Substanzen eingenommen haben, war das Risiko sogar 13-fach erhöht.

Gibt es Risikofaktoren, die ich beachten muss?

Ja, das Risiko steigt mit höherem Lebensalter, einem bereits in der Vorgeschichte diagnostizierten Ulkus im Magen-Darm-Trakt, einer langen Einnahme der NSAR, einer hohen Dosierung der NSAR sowie dem gleichzeitigen Vorliegen mehrerer Erkrankungen.

Wie bemerke ich die Wechselwirkung? Wie wirkt sich die Wechselwirkung auf meinen Körper bzw. meine Gesundheit aus?

Die Wechselwirkung zwischen NSAR und dem Blutverdünnungsmittel Phenprocoumon kann zu Blutungskomplikationen führen, die vorwiegend im Magen-Darm-Trakt auftreten. Schmerzmittel aus der Gruppe der NSAR haben zusätzlich eine schleimhautschädigende, ulzerogene Wirkung, die sich in Magenschmerzen, Magendrücken, Unwohlsein und auch Übelkeit äußern kann. Blut im Stuhl oder evtl. auch Blut in Erbrochenem können auf Blutungen im Magen-Darm-Trakt hinweisen.

Problematisch ist, dass Ulzera aufgrund der schmerzstillenden und antientzündlichen Wirkung der NSAR vom Patienten häufig nicht rechtzeitig bemerkt werden.

Der Blutgerinnungswert INR, wird von dieser Wechselwirkung normalerweise nicht beeinflusst. Diesen misst man als Patient, wenn man Phenprocoumon nimmt, entweder regelmäßig selbst oder bekommt diesen in der Arztpraxis bestimmt.

Auch spielt die Darreichungsform des Schmerzmittels bei dieser Wechselwirkung eine Rolle: Wendet man die NSAR in Form von Kapseln, Tabletten oder als Zäpfchen an, ist die beschriebene Interaktion zu erwarten. Verwendet man hingegen NSAR in Form von Creme, Salbe oder Gel an, ist keine Wechselwirkung zu erwarten.

Was kann ich tun, um die Wechselwirkung zu vermeiden?

Nehmen Sie regelmäßig Phenprocoumon ein und möchten Sie gleichzeitig ein Schmerzmittel wie Ibuprofen, Diclofenac oder auch Naproxen einnehmen, ist für die Relevanz und die Wahrscheinlichkeit der Wechselwirkung zwischen Phenprocoumon und NSAR die Häufigkeit und die Dauer der Einnahme entscheidend.

Folgendes ist zu beachten:

- Nehmen Sie das Schmerzmittel nur kurzfristig (3 - 4 Tage) oder bei Bedarf ein, und haben Sie bislang weder an einem Magengeschwür, einer Magenschleimhautentzündung oder auch Magenbeschwerden gelitten, spricht nichts gegen eine gleichzeitige Einnahme unter der Voraussetzung, dass Sie sich des Risikos für mögliche Blutungen im Magen-Darm-Trakt bewusst sind und auf eventuell auftretende Magenbeschwerden achten. Ibuprofen ist dabei das Mittel, das wahrscheinlich das geringste Risiko für diese Wechselwirkung aufweist.

- Nehmen Sie das NSAR länger als 3 - 4 Tage ein, sollten Sie aufgrund des Risikos für gastrointestinale Blutungen mit Ihrem Arzt sprechen.

- Paracetamol, das nicht in die Gruppe der NSAR gehört, gilt bei Marcumar®-Patienten als das Schmerzmittel der 1. Wahl, da bei diesem Arzneistoff die Wahrscheinlichkeit einer Wechselwirkung am geringsten ist. Allerdings kann auch hier ein Risiko für Blutungskomplikationen nicht vollständig ausgeschlossen werden. Aus diesem Grund sollten Marcumar®-Patienten nicht mehr als 500 bis 1500 mg Paracetamol pro Tag einnehmen.

- Für die gleichzeitige Einnahme gilt, dass in der oben aufgeführten Dosierung (500 bis 1500 mg Paracetamol pro Tag) eine kurzfristige (3 - 4 Tage) Einnahme sowie eine Einnahme bei Bedarf möglich ist. Bei höheren Dosierungen von 2000 bis 4000 mg pro Tag oder einer längerfristigen Einnahme von mehr als 4 Tagen, ist eine Rücksprache mit dem Arzt nötig.

- Acetylsalicylsäure (ASS) sollten Sie nie als Schmerzmittel in Dosierungen von 400 mg und mehr einnehmen. Niedrig dosiertes ASS zur Blutverdünnung (100 mg) dürfen Sie nur auf Verordnung von Ihrem Arzt und keinesfalls in der Selbstmedikation einnehmen.

Wann muss ich mit meinem Apotheker oder Arzt sprechen?

Da diese Wechselwirkung sehr relevant sein kann, sollten Sie grundsätzlich mit Ihrem Apotheker oder Arzt Rücksprache halten. Diese können Sie beraten, ob die Einnahme eines NSAR möglich und sinnvoll ist. Eventuell bekommen Sie zusätzlich einen Magenschutz verordnet oder Ihnen wird ein anderes Schmerzmittel mit einem geringeren Wechselwirkungsrisiko wird empfohlen.

Niemals sollten Sie eigenmächtig Arzneimittel absetzen oder deren Dosierung sowie Einnahmevorschriften ändern. Dies sollte immer nur in Absprache mit dem Arzt oder – bei Arzneimitteln, die Sie ohne Rezept in der Apotheke erwerben – auch mit dem Apotheker geschehen.

Sollte Ihnen nach der ersten Beratung in der Apotheke oder beim Arzt die Regeln für die richtige Einnahme zu kompliziert sein oder Sie andere Bedenken haben, sprechen Sie jederzeit Ihren Apotheker oder Arzt an. Sie können Ihnen die Wechselwirkung zwischen Schmerzmittel aus der Gruppe der NSAR und dem Blutverdünnungsmittel Phenprocoumon erklären und mit Ihnen mögliche Vorsichtsmaßnahmen noch einmal durchgehen.

Schmerzmittel und Kortisonpräparate (Glukokortikoide)

Glukokortikoide wirken antientzündlich, antiallergisch und immunsuppressiv. Ihre wichtigsten Einsatzgebiete sind rheumatische und allergische Reaktionen sowie Asthma bronchiale. Sie werden als Tablette, als Spray zum Inhalieren z. B. bei Ashtma und in Form von Cremes oder Salben angewendet.

Was passiert bei der Wechselwirkung?

Schmerzmittel aus der Gruppe der NSAR (siehe Tabelle 7) können schon alleine die Bildung von Magengeschwüren auslösen. Gefürchtet bei Magengeschwüren werden vor allem Magenblutungen. Bei einer gleichzeitigen Einnahme von Schmerzmitteln und Kortisonpräparaten (siehe Tabelle 8) ist die Gefahr für Magengeschwüre deutlich erhöht. Dabei spielt allerdings eine große Rolle, welche Arzneiform angewendet wird. Bei Kortison und NSAR in Salben und Cremes sowie bei inhalativer Anwendung von Kortisonpräparaten zur direkten Wirkung in der Lunge tritt keine Wechselwirkung auf.

Tabelle 7: Wirkstoffnamen der verschiedenen Gruppen Schmerzmittel (Beispiele)

Wirkstoffe aus der Gruppe der NSAR
Acetylsalicylsäure
Ibuprofen
Dicofenac
Naproxen

Tabelle 8: Wirkstoffnamen verschiedener Kortisonpräparate (Glucocorticoide) (Beispiele)

Wirkstoffe aus der Gruppe der Glucocorticoide
Prednison
Prednisolon
Dexamethason
Betamethason
Flucortolon

Gibt es Risikofaktoren, die ich beachten muss?

Ja, das Risiko für diese Wechselwirkung steigt mit höherem Lebensalter, Magengeschwüren in der Vorgeschichte; langer Behandlungsdauer und hohen Dosierungen sowie der Einnahme weiterer Arzneimittel, die die Blutgerinnung vermindern.

Wie bemerke ich die Wechselwirkung? Wie wirkt sich die Wechselwirkung auf meinen Körper bzw. meine Gesundheit aus?

Magengeschwüre können mit Magenblutungen und -schmerzen verbunden sein. Problematisch ist, dass Magengeschwüre aufgrund der schmerzstillenden Wirkung der NSAR vom Patienten häufig nicht rechtzeitig bemerkt werden.

Was kann ich tun, um die Wechselwirkung zu vermeiden?

Wenn Sie Kortisonpräparate oder NSAR in Form von Tabletten, Kapseln oder Spritzen bekommen, ist es wichtig dies beim Arzt oder in der Apotheke zu nennen, wenn ein weiteres Arzneimittel eingesetzt werden soll. In der Selbstmedikation sollten Sie nie länger als 2 - 4 Tage NSAR zusammen mit Kortisonpräparaten einnehmen.

Wann muss ich mit meinem Apotheker oder Arzt sprechen?

Nur der Arzt kann bei verordneten, der Apotheker bei Präparaten der Selbstmedikation entscheiden, ob eine Kombination beider

Arzneistoffgruppen bei Ihnen möglich ist. Sollte die gemeinsame Einnahme über einige wenige Tage hinausgehen müssen, sollte zusätzlich ein Präparat zum Magenschutz eingesetzt werden. Geeignete Präparate zum Magenschutz sind Protonenpumpeninhibitoren wie Omeprazol und Pantoprazol.

Niemals sollten Sie eigenmächtig Arzneimittel absetzen oder deren Dosierung sowie Einnahmevorschriften ändern. Dies sollte immer nur in Absprache mit dem Arzt oder – bei Arzneimitteln, die Sie ohne Rezept in der Apotheke erwerben – auch mit dem Apotheker geschehen.

Darüber hinaus sollten Sie sich jederzeit an Ihren Apotheker oder Arzt wenden, wenn Ihnen irgendetwas unklar ist, Sie andere Bedenken oder Fragen bezüglich Ihrer Medikamente haben.

Ibuprofen und Acetylsalicylsäure (ASS) zur Blutverdünnung

Ibuprofen gehört zu den Schmerzmitteln aus der Gruppe der NSAR.

Acetylsalicylsäure wird in niedriger Dosierung in Bereichen von 75 bis 300 mg pro Tag zur Blutverdünnung eingesetzt. Einsatzgebiete sind die Prophylaxe erneuter Herzinfarkte oder auch Schlaganfälle. Der therapeutische Nutzen von niedrig dosierter Acetylsalicylsäure bei diesen Erkrankungsbildern konnte in zahlreichen Studien belegt werden.

Was passiert bei der Wechselwirkung?

Was ganz genau bei der Wechselwirkung passiert, ist noch nicht endgültig geklärt. Man vermutet jedoch folgendes: Acetylsalicylsäure (ASS) wird niedrig dosiert, bis zu 100 mg täglich, zur Blutverdünnung eingesetzt. ASS hemmt ein bestimmtes Enzym, die

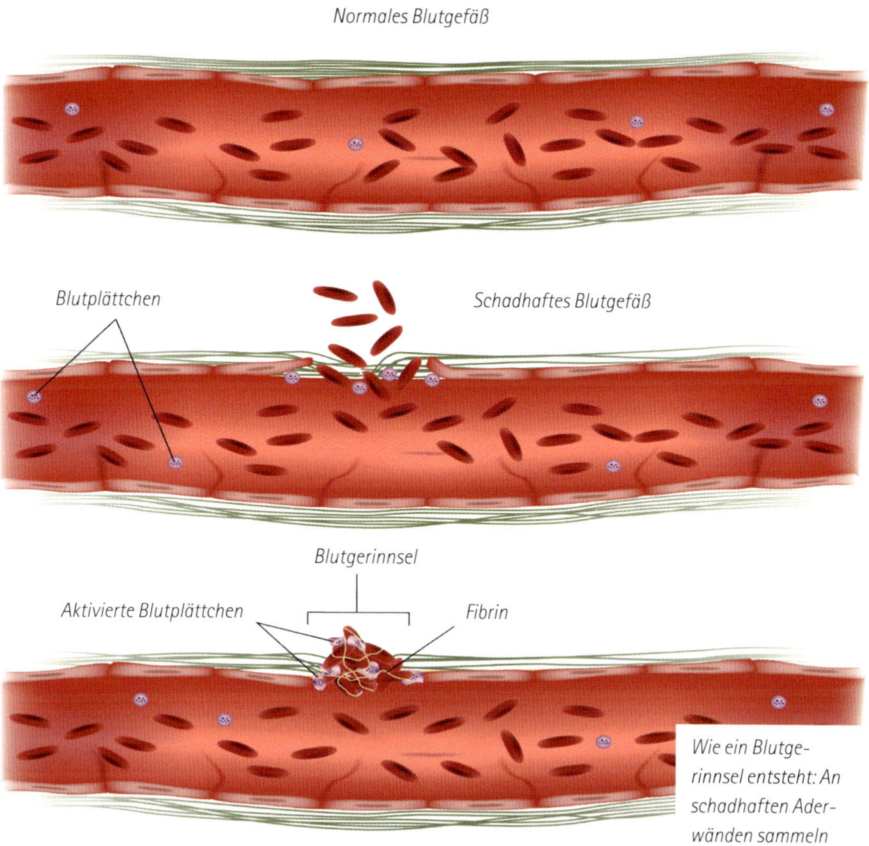

Wie ein Blutgerinnsel entsteht: An schadhaften Aderwänden sammeln sich Blutplättchen und Gerinnungsfaktoren, um die Wunde zu schließen. Das so entstandene Gerinnsel kann sich ablösen und in den Kreislauf gelangen.

Cyclooxygenase (COX-1). Dieses Enzym befindet sich in den Blutplättchen (Thrombozyten), die an der Blutgerinnung beteiligt sind. Der Wirkstoff ASS lagert sich in einem Kanal dieses Enzyms ein und überträgt dort einen Teil seines Moleküls auf das Enzym. Hierdurch wird das Anhaften von mehreren Blutplättchen, die Thrombozytenaggregation, und damit die Bildung von Blutgerinnseln verhindert. Auch der Wirkstoff Ibuprofen lagert sich in diesen Kanal ein. Der Wirkstoff verstopft dadurch den Kanal, in den ASS hinein muss, um seine blutverdünnende Wirkung zu entfalten (s. Abbildung). Werden nun Ibuprofen und ASS gleichzeitig eingenommen, kann es zu einer verminderten Blutverdünnung kommen.

Gibt es Risikofaktoren, die ich beachten muss?

Nein, es gibt keine Hinweise, dass diese Wechselwirkung bei einzelnen Patienten häufiger auftritt, weil Risikofaktoren vorliegen.

Wie bemerke ich die Wechselwirkung? Wie wirkt sich die Wechselwirkung auf meinen Körper bzw. meine Gesundheit aus?

Werden Ibuprofen und ASS zur Blutverdünnung gleichzeitig eingenommen, kann es zu einer Wirkungsabschwächung der Blutverdünnung durch ASS kommen. Eine Blutverdünnung mit ASS wird in der Regel zur Vorbeugung von Schlaganfällen oder auch Herzinfarkten durchgeführt. Ist eine ausreichende Blutverdünnung aufgrund der oben beschriebenen Wechselwirkung nicht mehr gewährleistet, entsteht ein erhöhtes Risiko für einen Schlaganfall oder aber einen Herzinfarkt.

Bei gleichzeitiger Einnahme von Acetylsalicylsäure (ASS) und Ibuprofen kann die blutverdünnende Wirkung von ASS vermindert sein.

Der Patient hat keine Möglichkeit, eine verminderte Blutverdünnung über Symptome oder körperliche Warnzeichen zu bemerken.

Was kann ich tun, um die Wechselwirkung zu vermeiden?

Die beschriebene Wechselwirkung lässt sich vermeiden, indem die beiden Medikamente zeitlich getrennt eingenommen werden. Ibuprofen sollte dabei mindestens 30 Minuten nach ASS oder mindestens 8 Stunden vor ASS eingenommen werden. Untersuchungen haben nämlich gezeigt, dass der Kanal-abschirmende Effekt von Ibuprofen nur etwa 8 Stunden anhält. Wird ASS also 30 Minuten vor Ibuprofen eingenommen, ist ASS schon in den Kanal des COX-1-Enzyms gelangt, bevor Ibuprofen dort ist und den Kanal verstopfen kann. Nimmt der Patient ASS erst 8 Stunden nach Ibuprofen ein, ist der abschirmende Effekt nicht mehr vorhanden und ASS kann ebenfalls ohne Probleme in den Kanal des COX-1-Enzyms gelangen.

Wichtig zu wissen ist, dass die zeitliche Trennung der Einnahme bei magensaftresistenten Tabletten, z.T. mit der Bezeichnung protect gekennzeichnet, die Wechselwirkung nicht verhindert. Warum ist das so?

Magensaftresistente Tabletten haben einen bestimmten Überzug, der sie unempfindlich gegen Magensäure macht. Dieser Überzug sorgt dafür, dass sich die Tablette erst im Darm auflöst und nicht schon vorher im Magen. Wie viele Minuten oder Stunden es dauert, bis die Tablette in den Darm gelangt und den Wirkstoff abgibt, hängt von verschiedenen Faktoren ab. Am meisten Einfluss hat, wann das letzte Mal etwas gegessen wurde und wie viel Nahrung im Magen ist. Aus diesen Gründen kann man nicht genau sagen, wann ASS aus einer magensaftresistenten Tablette an seinem Wirkort – in diesem Fall dem Kanal des COX-1-Enzyms – ankommt. Studien haben gezeigt, dass die Wechselwirkung zwischen ASS und Ibuprofen auch dann noch auftrat, wenn die Patienten Ibuprofen 2, 7 und 12 Stunden nach der magensaftresistenen ASS-Tablette eingenommen haben.

Außer bei magensaftresistenten Tabletten gilt, dass man ASS 30 Minuten vor Ibuprofen oder aber Ibuprofen 8 Stunden vor ASS einnehmen sollte, um diese Wechselwirkung zu vermeiden.

Wie relevant die Wechselwirkung ist, hängt auch davon ab, ob man über längere Zeit oder nur gelegentlich Ibuprofen einnimmt.

Gelegentliche Einnahme

Von einer gelegentlichen Einnahme spricht man, wenn der Patient Ibuprofen nicht länger als drei Tage am Stück und maximal an 10 Tagen pro Monat einnimmt.

Nimmt ein Patient nur gelegentlich Ibuprofen als Schmerzmittel ein, ist das Wechselwirkungsrisiko gering. Dies kann man damit erklären, dass die blutgerinnende Wirkung von ASS länger als einen Tag anhält. Daher sind normalerweise keine Vorsichtsmaßnahmen bezüglich dieser Wechselwirkung notwendig. Eine zeitliche Trennung sollte aber dennoch erfolgen.

Da z. B. Diclofenac und Paracetamol diese Wechselwirkung mit ASS nicht aufweisen, ist eine weitere Vermeidungsstrategie, anstelle von Ibuprofen, Diclofenac oder Paracetamol als alternatives Schmerzmittel zu wählen.

Alternativ können Diclofenac oder Paracetamol eingenommen werden, da diese Substanzen diese Wechselwirkung mit ASS nicht zeigen.

Achtung: Durch eine gleichzeitige Einnahme von niedrigdosiertem ASS und Schmerzmitteln aus der Wirkstoffgruppe der NSAR (siehe Tabelle 7) ist das Risiko für Magengeschwüre erhöht. Dies gilt sowohl für Ibuprofen als auch für Diclofenac, Naproxen und weitere Wirkstoffe. Das Risiko ist umso höher, je länger die gemeinsame Einnahme andauert. Bei einer gemeinsamen Einnahme, die länger als 3 Tage andauert, sollte an Magenschutz gedacht werden. Daher sollten Patienten Ärzte und Apotheker immer informieren, welche Arzneimittel Sie zusätzlich noch einnehmen, wenn ein neues Arzneimittel verordnet oder in der Selbstmedikation empfohlen wird.

Wann muss ich mit meinem Apotheker oder Arzt sprechen?

Halten Sie sich an die oben angegebenen Empfehlungen, ist keine Rücksprache mit Apotheker oder Arzt notwendig. Nehmen Sie ASS zur Blutverdünnung und Schmerzmittel über einen längeren Zeitraum ein, sollten Sie grundsätzlich Ihren Arzt oder Apotheker darüber informieren. Niemals sollten Sie eigenmächtig Arzneimittel absetzen oder deren Dosierung sowie Einnahmevorschriften ändern. Dies darf immer nur in Absprache mit dem Arzt oder – bei Arzneimitteln, die Sie ohne Rezept in der Apotheke erwerben – auch mit dem Apotheker geschehen.

Darüber hinaus sollten Sie sich jederzeit an Ihren Apotheker oder Arzt wenden, wenn Ihnen irgendetwas unklar ist, Sie andere Bedenken oder Fragen bezüglich Ihrer Medikamente haben. Beide sind sicherlich gerne bereit mit Ihnen Ihre Fragen zu klären.

Johanniskraut

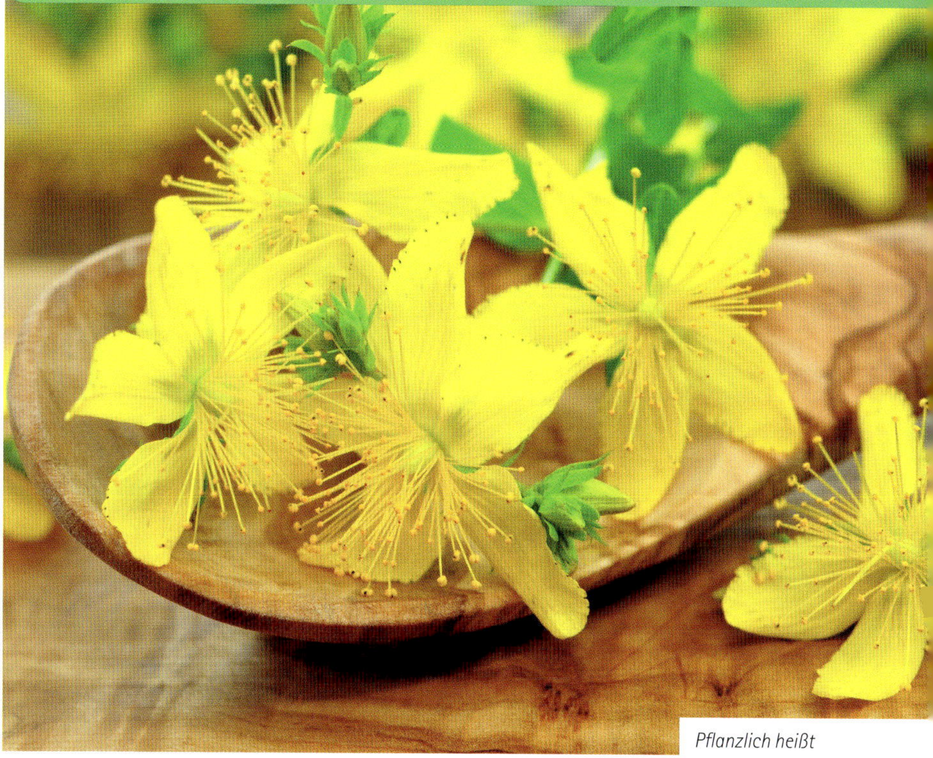

Pflanzlich heißt nicht immer, dass die Einnahme unproblematisch ist.

Einführung

Johanniskraut ist eine Heilpflanze, die in arzneilicher Zubereitung eine leicht stimmungsaufhellende und stimmungsstabilisierende Wirkung hat. Es wird bei verschiedenen Beschwerden eingesetzt. Dazu gehören beispielsweise leichte bis mittelschwere Depressionen, innere Unruhe oder auch Angst. Johanniskrautpräparate können vom Arzt verordnet werden. Es gibt sie aber auch als rezeptfreie Arzneimittel in der Apotheke. Pflanzliche Präparate werden oft als gut verträglich und nebenwirkungsarm eingestuft. Allerdings hat man in den letzten Jahren festgestellt, dass

Inhaltsstoffe des Johanniskrauts mit vielen anderen Arzneimitteln in Wechselwirkungen treten können (interagieren). Für Johanniskrautpräparate sind eine Vielzahl von Interaktionen beschrieben. Beispiele für Arzneistoffe, die sich nicht mit Johanniskraut vertragen, finden sich in folgenden Arzneistoffgruppen:

- Medikamente, die das Immunsystem unterdrücken, sogenannte Immunsuppressiva wie Ciclosporin, Tacrolimus oder Sirolimus. Diese werden z. B. nach Organtransplantationen eingesetzt,
- Medikamente, die bei AIDS eingesetzten werden, wie z. B. Indinavir,
- Zytostatika wie Imatinib, das zur Behandlung einer Leukämie eingesetzt wird,
- Antikoagulanzien wie Phenprocoumon, das die Blutgerinnung verringert,
- Hormonpräparate wie die Pille.

Bei allen genannten Beispielen handelt es sich um Arzneistoffe mit geringer therapeutischer Breite. Bei diesen Arzneistoffen kann es bei höheren Konzentrationen im Blut schnell zu Problemen kommen. Die aufgeführten Arzneistoffe sollten deshalb, wenn möglich, nicht mit Johanniskrautpräparaten gleichzeitig eingenommen werden. Aufgrund der vielen möglichen Interaktionen, sollten Patienten, die Johanniskraut einnehmen, bei neu verordneten Arzneimitteln immer beim Arzt erwähnen, dass Sie dies einnehmen. Möchten Patienten mit der Einnahme von Johanniskraut starten, muss beim Arzt oder in der Apotheke geprüft werden, ob sich Johanniskraut mit den Arzneimitteln verträgt, die der Patient bereits einnimmt.

Johanniskraut und Hormonpräparate (Pille)

Ein Großteil der Frauen in Deutschland verhütet mit der Pille, die zu den oralen, hormonellen Kontrazeptiva gehört. Im Alter zwischen 14 und 44 Jahren nehmen 38,5 Prozent der Mädchen und Frauen die Pille, zwischen 16 und 30 Jahren sind es sogar 60 Prozent.

Was passiert bei der Wechselwirkung?

In Johanniskrautextrakten sind Substanzen enthalten, die Enzyme im Darm und in der Leber, die für den Abbau zahlreicher Arzneistoffe verantwortlich sind, anregen (Enzymverstärkung). Über diese Enzyme werden auch die in der Pille enthaltenen Hormone (Östrogen und Gestagen) abgebaut. Als Folge können Östrogene und Gestagene in der Leber schneller abgebaut und aus dem Körper ausgeschieden werden.

Gibt es Risikofaktoren, die ich beachten muss?

Nein, es gibt keine Hinweise, dass diese Wechselwirkung bei einzelnen Patienten häufiger auftritt, weil Risikofaktoren vorliegen.

Die gleichzeitige Einnahme von Johanniskrautpräparaten und der Pille kann die empfängnisverhütende Wirkung der Pille beeinträchtigen.

Wie bemerke ich die Wechselwirkung? Wie wirkt sich die Wechselwirkung auf meinen Körper bzw. meine Gesundheit aus?

Werden Johanniskrautpräparate und die Pille gleichzeitig eingenommen, kann die Wirksamkeit der Pille beeinträchtigt sein. Die Wahrscheinlichkeit, dass die Wirksamkeit beeinträchtig ist, ist allerdings relativ gering. Es ist aber nicht auszuschließen, dass der empfängnisverhütende Schutz bei einzelnen Frauen nicht mehr sicher gegeben ist. In diesem Fall kann es zu einer ungewollten Schwangerschaft kommen. Welche Frauen ein höheres Risiko haben, ist nicht bekannt.

Die Gesundheit der Patientin wird durch diese Wechselwirkung nicht beeinträchtigt. Die Auswirkungen der Wechselwirkung treten leicht verzögert innerhalb von einer Woche bis zu einigen Monaten auf. Zwischenblutungen können ein Zeichen für diese Wechselwirkung sein.

Was kann ich tun, um die Wechselwirkung zu vermeiden?

Jede Patientin muss für sich entscheiden, ob Sie das Risiko einer Wechselwirkung und damit einer Wirkabschwächung der Pille eingehen möchte. Das Risiko für eine ungewollte Schwangerschaft ist gering, aber auch nicht auszuschließen. Wenn Patientinnen einen sicheren Empfängnisschutz möchten, sollte man eine gleichzeitige Einnahme von Johanniskraut- und Hormonpräparaten wie die Pille vermeiden. Werden trotzdem beide Arzneimittel gleichzeitig eingenommen, können für einen sicheren Empfängnisschutz andere nicht-hormonelle empfängnisverhütende Methoden angewendet werden. Hierzu gehören beispielswiese Kondome, Diaphragmen oder auch Intrauterinpessare. Die Patientin sollte bedenken, dass diese Methoden längst nicht so sicher wie die Pille sind. Alternativ kann auch ein anderes Antidepressivum eingesetzt werden, dass die Wirkung der Pille nicht beeinträchtigt. Diese können allerdings nur vom Arzt verordnet werden.

Wichtig zu wissen ist, dass diese Wechselwirkung nicht nur bei Hormongaben in Tablettenform, sondern auch bei anderen Anwendungsformen, wie zum Beispiel Hormonpflastern, Vaginalringen oder Implantaten auftreten kann.

Wann muss ich mit meinem Apotheker oder Arzt sprechen?

Haben Patientinnen den Verdacht, an einer leichten bis mittelschweren Depression zu leiden, sollten sie immer das Gespräch mit ihrem Arzt suchen. Die Selbstmedikation auf dem Gebiet Depression ist deutlich eingeschränkt, da die Behandlung eine ärztliche Diagnose voraussetzt. Bei leichten depressiven Verstimmungen können Apotheker die verordnete Therapie des Arztes mit Johanniskrautpräparaten in der Selbstmedikation fortführen. Mit dem Arzt sollten bei Einnahme der Pille über die Einnahme eines alternativen, verschreibungspflichtigen Antidepressivums gesprochen werden.

Da man in den letzten Jahren festgestellt hat, dass Johanniskrautpräparate ein relativ hohes Wechselwirkungspotenzial besitzen, sollte man als Patient immer mit seinem Apotheker sprechen, wenn man ein Johanniskrautpräparat ohne Rezept in der Apotheke kaufen möchte und weitere Arzneimittel einnimmt! Dieser kann Sie als Patient beraten, ob das Johanniskraut das für Sie richtige und sichere Medikament ist.

Sollte Ihnen irgendetwas unklar sein, Ihnen die Regeln für die richtige Einnahme zu kompliziert sein oder Sie andere Bedenken haben, sprechen Sie jederzeit Ihren Apotheker oder Arzt an. Sie können Ihnen die Wechselwirkung zwischen Johanniskraut und der Pille erklären und mit Ihnen mögliche Vorsichtsmaßnahmen noch einmal durchgehen.

Wechselwirkungen zwischen Arzneimitteln und Nahrungsmitteln

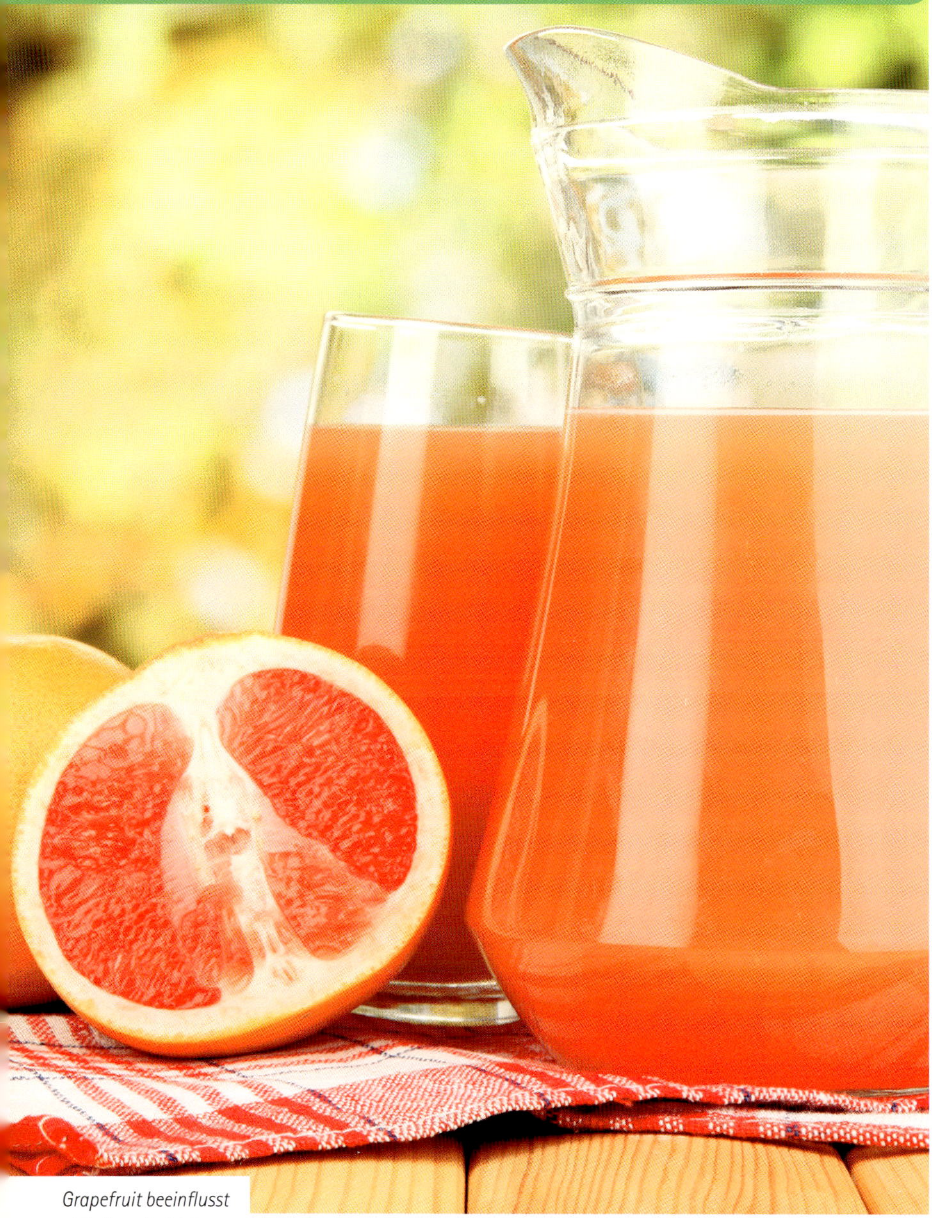

Grapefruit beeinflusst viele Arzneimittel.

Nicht nur Arzneimittel können sich gegenseitig in ihrer Wirkung beeinflussen. Auch Nahrungsmittel haben häufig einen Einfluss auf Arzneimittel. Diese Einflüsse sind aber im Gegensatz zu den Wechselwirkungen zwischen Arzneistoffen häufig nicht so stark ausgeprägt. Wechselwirkungen zwischen Arznei- und Nahrungsmitteln können sehr unterschiedliche Folgen haben. Manchmal wirkt ein Arzneimittel einfach nicht mehr so gut, wenn es zusammen mit bestimmten Nahrungsmitteln eingenommen wird. So vermindert eine gleichzeitige Nahrungsaufnahme die Aufnahme vieler Arzneimittel in den Blutkreislauf. Das Arzneimittel kann aber auch bei Einnahme mit bestimmten Nahrungsmitteln stärker wirken.

Bei der Beeinflussung eines Arzneistoffes durch die Nahrung ist zunächst relevant, wie schnell der Magen entleert wird. Dies bestimmt, wann das Medikament den Dünndarm erreicht, von wo es dann resorbiert werden kann. Sehr fetthaltiges Essen, heiße Mahlzeiten und eiskalte Getränke bewirken, dass der Speisebrei sich lange im Magen aufhält, bevor er in den Darm entlassen wird. Gleichzeitig eingenommene Arzneistoffe gelangen dann erst später in den Darm. Die Wirkung setzt erst verspätet ein. Eine gleichzeitige Mahlzeit kann aber auch förderlich sein für die Wirkung eines Medikamentes.

Ob Wechselwirkungen zwischen Arzneimitteln und Nahrungsmitteln auftreten, hängt von vielen verschiedenen Faktoren ab.

Aber nicht nur allein die Nahrungsaufnahme an sich beeinflusst die Arzneistoffwirkung. Auch die einzelnen Nahrungsbestandteile müssen hierbei berücksichtigt werden. So hemmt Grapefruit(saft) den Abbau (Metabolismus) einiger Arzneistoffe und führt bei diesen Arzneistoffen zu einer verlängerten Wirkung. Ein weiteres Beispiel ist die Wechselwirkung zwischen Alkohol und Schlafmitteln, bei der es zu einer gegenseitigen Wirkverstärkung kommt. Auch mit Genussmitteln wie Tabakrauch und Koffein können Wechselwirkungen auftreten. Alkohol, Substanzen im Tabakrauch und Koffein sind als pharmakologisch wirksame Substanzen im Zusammenhang mit eingenommenen Medikamenten zu werten.

Was soll man also tun, wenn man Medikamente nimmt?

Oft reichen kleine Tricks, um auf der sicheren Seite zu sein.

- Arzneimittel am besten immer mit einem Glas Wasser einnehmen (200 ml)
- Arzneimittel nicht mit alkoholischen Getränken, Kaffee oder Milch einnehmen
- Vorsicht ist vor allem bei Grapefruitsaft geboten

Aufgrund der unterschiedlichen Beeinflussung von Arzneimitteln durch Nahrungsmittel gibt es Arzneimittel, die vor dem Essen, zum Essen oder nach dem Essen eingenommen werden müssen. Vor dem Essen heißt mindesten 30 Minuten vor dem Essen. Da der Effekt der Nahrungsaufnahme bei den verschiedenen Arzneistoffen sehr unterschiedlich ist, sollten Sie den Beipackzettel (Gebrauchsinformation) immer aufmerksam lesen. Fragen Sie Ihren Apotheker oder Arzt bei einem neuen Arzneimittel immer, wie Sie es einnehmen sollen.

Besonders viele Wechselwirkungen können bei gleichzeitigem Genuss von Alkohol und beim Verzehr von Grapefruit(saft) auftreten. Diese Wechselwirkungen werden daher hier genauer dargestellt. Die Wechselwirkungen von Bisphosphonaten, Gyrasehemmern und Tetracyclinen mit polyvalenten Kationen ist auch bei der Einnahme mit Milchprodukten relevant. Genaueres finden Sie unter dem Kapitel Mineralstoffe.

Grapefruit (Pampelmuse)

Einführung

Die Grapefruit, die den lateinischen Namen Citrus paradisi L. trägt, und selten auch Grapefrucht oder Paradiesapfel genannt wird, zählt zu den Zitrusfrüchten. In der Umgangssprache wird sie häufig auch als Pampelmuse bezeichnet. Grapefruits werden aufgrund ihres Gehaltes an Vitamin C, Mineralstoffen sowie antioxidativen Substanzen, sogenannten Radikalfängern häufig zur Stärkung des Immunsystems gegessen.

Grapefruit und Statine (Cholesterol-Synthese-Hemmer)

Statine, die auch unter dem Begriff CSE-Hemmer bekannt sind, werden bei Stoffwechselstörungen zur Senkung des Cholesterin-Spiegels im Blut eingesetzt. In Studien konnte gezeigt werden, dass durch den Einsatz von Statinen das Risiko für Herzinfarkte und Todesfälle gesenkt werden konnte. In der Regel werden Statine über einen längeren Zeitraum eingenommen.

Tabelle 9: Wirkstoffnamen Statine (Beispiele)

Wirkstoffe aus der Gruppe der Statine (die rote geschriebenen Statine zeigen eine Wechselwirkung mit Grapefruit, die grün geschriebenen nicht)
Atorvastatin
Fluvastatin
Lovastatin
Pravastatin
Simvastatin
Rosuvastatin (noch keine Aussage möglich)

Was passiert bei der Wechselwirkung?

Trinkt ein Patient Grapefruitsaft oder isst er Grapefruits unter der Therapie mit einigen Statinen, kann die Konzentration der

Statine im Blut erhöht sein. Dies kann zu einer Wirkverstärkung der Statine führen. Ursache dieser Erhöhung der Konzentration ist die Hemmung eines bestimmten Enzyms der Darmwand durch Substanzen, die sich in der Grapefruit finden. Das Enzym in der Darmwand baut normalerweise einen Teil der Statine schon vor der Aufnahme in den Blutkreislauf ab. Welche Inhaltsstoffe in der Grapefruit für diese Wechselwirkung verantwortlich sind, ist noch nicht endgültig geklärt.

Die Wechselwirkung tritt nicht bei allen Statinen (siehe Tabelle 9) auf. Betroffen von der Wechselwirkung sind die Wirkstoffe Artorvastatin, Lovastatin und Simvastatin. Bei Fluvastatin und Pravastatin spielt die Wechselwirkung dagegen keine Rolle. Für Rosuvastatin ist bei den bislang vorliegenden Erkenntnissen noch keine gesicherte Aussage zu dieser Wechselwirkung möglich.

Eine zeitliche Trennung der Einnahme von Statintablette und dem Genuss von Grapefruit(produkten) kann die Wechselwirkung nicht verhindern!

Gibt es Risikofaktoren, die ich beachten muss?

Nein, es gibt keine Hinweise, dass diese Wechselwirkung bei einzelnen Patienten häufiger auftritt, weil Risikofaktoren vorliegen. Eine Einnahme der Statine zu einem anderen Zeitpunkt als dem der Zufuhr von Grapefruitprodukten kann die Wechselwirkung nicht verhindern.

Wie bemerke ich die Wechselwirkung? Wie wirkt sich die Wechselwirkung auf meinen Körper bzw. meine Gesundheit aus?

Der Effekt dieser Wechselwirkung kann ausgeprägt sein: In Untersuchungen konnte gezeigt werden, dass bei Einnahme des Statins Simvastatin mit dreimal täglich 200 ml Grapefruitsaft die Verfügbarkeit von Simvastatin im Blut um das 13-fache erhöhte. Der Effekt beginnt innerhalb von wenigen Stunden und hält einige Tage an. Bei einer Einnahme mit 24 Stunden Abstand war die Bioverfügbarkeit immer noch auf das Doppelte erhöht. Diese

Beobachtungen zeigen, dass bei dieser Wechselwirkung eine zeitliche Trennung der Einnahme von Statintabletten und dem Genuss der Grapefruit oder ihres Saftes kein Lösungsansatz ist.

Erhöhte Blutspiegel von Statinen können sich durch Muskelschmerzen, Muskelschwäche sowie eine Dunkelfärbung des Urins äußern. Sollten Sie diese Beschwerden bei gleichzeitiger Einnahme von Statinen und Grapefruit oder Grapefruitprodukten bei sich beobachten, sollten Sie schnellstmöglich einen Arzt aufsuchen.

Was kann ich tun, um die Wechselwirkung zu vermeiden?

Während der Behandlung mit Statinen, insbesondere den Wirkstoffen Artorvastatin, Lovastatin und Simvastatin, sollten Sie möglichst keine Grapefruits und Grapefruitprodukte zu sich nehmen. Gerade vor dem Hintergrund, dass die Hemmung des Enzyms in der Darmwand, das für den Abbau der Statine verantwortlich ist, durch Inhaltsstoffe der Grapefruit innerhalb von 4 Stunden und bis zu mehreren Tagen gehemmt wird und je nach Patient unterschiedlich stark gehemmt wird, sollte man bei einer Behandlung mit Statinen komplett auf Grapefruit und Grapefruitsaft verzichten. So können Sie eine Wechselwirkung, die zum einen schwer vorhersagbar ist und zum anderen bedrohliche Ausmaße annehmen kann, wenn sie nicht rechtzeitig erkannt wird, vermeiden.

Während der Behandlung mit Atorvastatin, Lovastatin und Simvastatin sollte auf den Genuss von Grapefruitprodukten verzichtet werden.

Grapefruitsaft befindet sich auch als Bestandteil in vielen „Frühstücksgetränken", die aus vielen Früchten zusammengesetzt sind. Auch hier sollte auf die Zusammensetzung geachtet werden.

Wann muss ich mit meinem Apotheker oder Arzt sprechen?

Sind Ihnen die oben aufgeführten Empfehlungen vertraut und für Sie umsetzbar, ist keine Rücksprache mit Apotheker oder Arzt notwendig. Sollte Ihnen jedoch irgendetwas unklar sein, Ihnen die Regeln für die richtige Einnahme zu kompliziert sein oder Sie Bedenken haben, sprechen Sie jederzeit Ihren Apotheker oder Arzt an. Sie können Ihnen die Wechselwirkung zwischen Grapefruit und Statinen erklären und mit Ihnen die nötigen Vorsichtsmaßnahmen noch einmal durchgehen.

Grapefruit und Calciumkanalblocker
(Nifedipin und -Derivate, Verapamil und Analoga)

Calciumkanalblocker werden bei koronarer Herzkrankheit (KHK), bei Bluthochdruck und auch nach Herzinfarkten verordnet. Sie senken den Blutdruck, normalisieren bei Herzrhythmusstörungen den Herzschlag, verbessern die Sauerstoffversorgung des Herzens, indem sie den Sauerstoffverbrauch des Herzens senken und erweitern die Gefäße. Die Gruppe der Calciumkanalblocker umfasst viele Substanzen, von denen sich die häufigsten in Tabelle 10 finden.

Tabelle 10: Wirkstoffnamen Calciumkanalbloker (Beispiele)

Wirkstoffe aus der Gruppe der Calciumkanalblocker
Amlodipin
Felodipin
Lercandipin
Nifedipin
Nimodipin
Nitrendipin

Was passiert bei der Wechselwirkung?

Trinkt ein Patient Grapefruitsaft oder isst er Grapefruits unter der Therapie mit Calciumkanalblockern, kann das zu einer starken Erhöhung der Konzentration dieser Calciumkanalblocker im Blutkreislauf führen. Ursache dieser Wirkverstärkung ist die Hemmung eines bestimmten Enzyms der Darmwand durch

Substanzen, die sich in der Grapefruit befinden. Das Enzym in der Darmwand baut normalerweisen einen Teil der Calciumkanalblocker schon vor der Aufnahme in den Blutkreislauf ab. Welche Inhaltsstoffe in der Grapefruit für diese Wechselwirkung verantwortlich sind, ist noch nicht geklärt.

Gibt es Risikofaktoren, die ich beachten muss?

Ja, ältere Patienten über 70 Jahre sind von der Wechselwirkung möglicherweise stärker betroffen.

Wie bemerke ich die Wechselwirkung? Wie wirkt sich die Wechselwirkung auf meinen Körper bzw. meine Gesundheit aus?

Die als Folge der Wechselwirkung erhöhten Blutspiegel der Calciumkanalblocker führen zu einer verstärkten Wirkung der Herzmedikamente, die man als Patient an einer stärkeren Blutdrucksenkung, evtl. mit Schwindel oder auch „Dösigkeit, Mattigkeit", an einer erhöhten Herzfrequenz, empfunden als „mir schlägt das Herz bis zum Hals", Herzrhythmusstörungen oder auch einem geröteten Gesicht, im Fachjargon als Flush bezeichnet, oder Kopfschmerzen bemerkt. Die letzten beiden Symptome sind Folge einer verstärkten bzw. verlängerten Erweiterung der Gefäße. Der Effekt beginnt innerhalb von wenigen Stunden und hält einige Tage an.

Die Wechselwirkung zwischen ***Grapefruit und Grapefruitprodukten mit Calciumkanalblockern kann zu einer verstärkten Wirkung der Calciumkanalblocker führen, die sich in Schwindel, Mattigkeit, erhöhter Herzschlagfrequenz oder auch einem gerötetem Gesicht sowie Kopfschmerzen äußern kann.***

Was kann ich tun, um die Wechselwirkung zu vermeiden?

Die zeitliche Trennung der Einnahme der Calciumkanalblocker und des Genusses von Grapefruit oder auch Grapefruitsaft ist zur Vermeidung der Wechselwirkung nicht möglich. Auch bei einer Einnahme mit 24 Stunden Abstand können die Blutspiegel der Calciumkanalblocker immer noch ansteigen.

Während der Behandlung mit Calciumkanalblockern sollten Sie möglichst keine Grapefruits und Grapefruitprodukte zu sich nehmen. Das Enzym in der Darmwand, das für den Abbau der

Calciumkanalblocker verantwortlich ist, wird durch Inhaltsstoffe der Grapefruit innerhalb von 4 Stunden und bis zu mehreren Tagen gehemmt. Daher empfiehlt es sich, komplett auf Grapefruit und Grapefruitsaft, der sich häufig auch in sogenannten „Frühstückssäften" findet, zu verzichten.

Wann muss ich mit meinem Apotheker oder Arzt sprechen?

Sind Ihnen die oben aufgeführten Empfehlungen vertraut und für Sie umsetzbar, ist keine Rücksprache mit Apotheker oder Arzt notwendig. Sollte Ihnen jedoch irgendetwas unklar sein, Ihnen die Regeln für die richtige Einnahme zu kompliziert sein oder Sie andere Bedenken haben, sprechen Sie jederzeit Ihren Apotheker oder Arzt an. Sie können Ihnen die Wechselwirkung zwischen Grapefruit und Calciumkanalblockern erklären und mit Ihnen die nötigen Vorsichtsmaßnahmen noch einmal durchgehen.

Alkohol

Einführung

Auf die Frage, ob Arzneimittel und Alkohol zusammenpassen, werden die meisten Befragten mit Nein antworten. Und das ist meistens auch richtig und zu beachten.

Alkohol und etliche Arzneistoffe haben vieles gemeinsam: Beide gelangen meist über die Schleimhäute von Magen und Dünndarm ins Blut, beide wirken oftmals an denselben Schaltstellen im Gehirn und beide werden in der Leber abgebaut. Dabei kann es verständlicherweise zu Wechselwirkungen kommen. Alkohol und Arzneistoffe können einander in unberechenbarer, manchmal sogar gefährlicher Weise beeinflussen. Alkohol kann die Wirkung von Arzneimitteln sowohl verstärken als auch abschwächen. Ebenso können Arzneimittel die Wirkung des Alkohols verstärken oder auch verlängern. Als Folge steigt die Unfallgefahr in allen Lebensbereichen.

Deshalb sollte am besten immer erst geklärt werden, ob bei Anwendung eines bestimmten Arzneimittels Alkohol getrunken werden darf oder nicht.

Alkohol verstärkt die Wirkung von Medikamenten, die dämpfend auf das Zentralnervensystem wirken. Das sind vor allem Schlaf- und Beruhigungsmittel. Auch Arzneimittel gegen Depressionen, Psychosen, Epilepsien oder opiathaltige Schmerzmittel können mit Alkohol interagieren. Das bedeutet: Arzneimittel, bei denen die dämpfende Wirkung bei alleinigem Gebrauch kaum auffällt, haben einen stark dämpfenden Effekt, wenn sie gleichzeitig mit Alkohol eingenommen werden.

Viele Arzneimittel, deren zentraldämpfende Wirkung bei alleinigem Gebrauch kaum oder nur wenig auffällt, haben eine stark zentraldämpfende Wirkung, wenn sie gleichzeitig mit Alkohol eingenommen werden. Beispiele sind Arzneimittel gegen Depressionen oder auch opiathaltige Schmerzmittel.

Da die Einschränkung der eigenen Aufmerksamkeit häufig unterschätzt wird, kann die Kombination von Alkohol und psychoaktiven Substanzen fatale Folgen auf die Verkehrssicherheit haben. Vielleicht hat man nur ein Glas Bier getrunken, ist aber in seiner Konzentrationsfähigkeit und Reaktionsbereitschaft schon deutlich eingeschränkt. Umgekehrt kann auch die angstlösende und euphorisierende Wirkung eines Medikaments um ein Vielfaches ansteigen, gerade wenn man nur wenig Alkohol getrunken hat. Auch das kann zu gefährlich falschen Selbsteinschätzungen führen.

Bei älteren Menschen, die vielleicht chronisch krank sind und empfindlicher auf Arzneistoffe reagieren, kann die Kombination von psychoaktiven Substanzen und Alkohol nicht nur die dämpfende, sondern unter Umständen auch die paradoxe, nämlich erregende Wirkung verstärken. Werden zudem mehrere Medikamente gleichzeitig eingenommen, steigt das Risiko für Wechselwirkungen in unkalkulierbarem Umfang.

Auch Medikamente, bei denen man das zunächst kaum vermutet, können mit Alkohol interagieren. So kann zum Beispiel in Kombination mit Alkohol Müdigkeit als gefürchtete Nebenwirkung von Mitteln gegen Allergien stärker zum Tragen kommen: „Ich nehme extra ein Antiallergikum, das nicht müde macht. Doch sobald ich Alkohol trinke, ist es mit dem Wachsein vorbei", erzählt eine Frau. Alkohol wirkt nicht nur im zentralen Nervensystem, sondern überall im Körper. Er erweitert zum Beispiel die Blutgefäße und senkt damit den Blutdruck, weshalb es in Verbindung mit Mitteln gegen Bluthochdruck zu verstärkten Blutdruckabfällen kommen kann. Auch Diabetes-Medikamenten, die den Blutzuckerspiegel senken sollen, kann der Alkohol in die Quere kommen. Alkohol hemmt in der Leber die Neubildung von Zucker und kann so zu starken Blutzuckersenkungen, sogenannten Hypoglykämien, führen, die für den Patienten gefährlich werden können.

Um diese Risiken zu vermeiden, ist es natürlich der beste Weg, für die Zeit alkoholfrei zu leben, in der man ein Medikament einnehmen muss. Gerade bei dauerhaft einzunehmenden Medikamenten ist das nicht immer einfach und machbar. Daher sollte sich der Patient bei einem neuen Arzneimittel immer erkundigen, ob man bei der Einnahme auf Alkohol vollständig verzichten muss.

In der folgenden Tabelle 11 findet sich eine Auflistung zu Wechselwirkungen von Alkohol und Medikamenten (Beispiele)

Medikament	Wechselwirkung mit Alkohol
A. psychoaktive Medikamente	
Schlaf- und Beruhigungsmittel, insbesondere Benzodiazepine	Verstärkung der dämpfenden Wirkung und der Nebenwirkungen
Mittel gegen Depressionen/Antidepressiva	Verstärkung der dämpfenden Wirkung; Nebenwirkungen wie Schwindel, Übelkeit, Merkfähigkeitsstörungen können verstärkt werden;
bei größeren Alkoholmengen Gefahr eines Verwirrtheitszustandes (Delir) durch Vergiftung	
Mittel gegen Psychosen/Neuroleptika	Verstärkung der dämpfenden Wirkung
Schmerz- und Betäubungsmittel	• Acetylsalicylsäure/nichtsteroidale Antirheumatika (NSAR): Verstärkung der schädlichen Wirkung auf den Magen, Risiko für Magen- und Zwölffingerdarmgeschwüre und Blutungen • zentral wirkende Schmerzmittel (Opiate): Verstärkung der sedierenden und atemlähmenden Wirkung
B. andere Medikamente	
Mittel gegen Bluthochdruck	Blutdruck kann stark abfallen, Kreislaufstörungen
Mittel gegen Diabetes	Blutzucker kann stark abfallen, Gefahr einer Unterzuckerung (Hypoglykämie)
Mittel gegen Allergien/Antihistaminika	Verstärkung der Nebenwirkung Müdigkeit, auch bei Mitteln, die normalerweise kaum müde machen

Quelle: http://www.landkreis-osterode.de/media/custom/103_905_1.PDF (Seite 4: Zwei wie Katz und Maus)

Fakt ist...

... dass durch die Kombination von Alkohol und Medikamenten die Wirkung beider Stoffe in unvorhersehbarer und manchmal gefährlicher Weise verändert wird.

... dass viele Beipackzettel auf dieses Problem nicht eingehen. Fragen Sie deshalb, bevor Sie ein Medikament einnehmen, immer Ihren Arzt oder Apotheker, ob sich das Medikament mit Alkohol verträgt.

und

... dass im Zweifelsfall Alkoholverzicht der bessere Weg ist.

Im Folgenden finden Sie zwei Wechselwirkungen, die zu beachten sind, wenn Sie in der Apotheke Medikamente ohne Rezept, im Rahmen der Selbstmedikation, kaufen.

Alkohol und Mittel gegen Allergien (Antihistaminika)

Antihistaminika, die auch Histamin-Rezeptorblocker genannt werden, werden zur Behandlung von Allergien, als Schlafmittel und gegen Magenschleimhautentzündungen eingesetzt. Antihistaminika schwächen oder vermindern die Wirkung von Histamin, einem körpereigenen Botenstoff, der in vielen verschiedenen Bereichen des Körpers eine Rolle spielt.

Was passiert bei der Wechselwirkung?

Wird während der Einnahme von zentral wirkenden Medikamenten, wie beispielsweise Anti-Allergie-Mitteln oder auch Schlaftabletten gleichzeitig Alkohol getrunken, dann kann es zu einer Verstärkung der zentral dämpfenden oder müde-machenden Wirkung kommen.

Alkohol nimmt im Zentralnervensystem Einfluss auf die Reizweiterleitung und kann somit Wirkungen von Arzneimitteln, die ebenfalls im Zentralnervensystem wirken verstärken oder auch schwächen. Dabei ist diese Wirkung von Alkohol bereits bei Blutkonzentrationen von mehr als 0,5 Promille deutlich verstärkt.

Gibt es Risikofaktoren, die ich beachten muss?

Nein, es gibt keine Hinweise, dass diese Wechselwirkung bei einzelnen Patienten häufiger auftritt, weil Risikofaktoren vorliegen.

Wie bemerke ich die Wechselwirkung? Wie wirkt sich die Wechselwirkung auf meinen Körper bzw. meine Gesundheit aus?

Alkohol verstärkt über die Wirkung auf das Zentralnervensystem die Wirkung von Antihistaminika. Ich merke die Wechselwirkung durch Auftreten von Benommenheit, Müdigkeit, verminderte Aufmerksamkeit sowie reduzierte Konzentrationsfähigkeit. Man ist als Patient dann nicht mehr in der Lage Maschinen zu bedienen oder aktiv im Straßenverkehr teilzunehmen, da die Reaktionszeit deutlich verlängert ist.

Alkohol verstärkt die zentraldämpfende (Neben-)Wirkung von Antihistaminika. Man fühlt sich müde und schlapp und hat eine verminderte Konzentrations- und Reaktionsfähigkeit.

Was kann ich tun, um die Wechselwirkung zu vermeiden?

Nehmen Sie Schlaftabletten oder auch Antihistaminika ein, sollten Sie auf den Genuss von Alkohol verzichten. Auf jeden Fall sollten Sie keine größeren Alkoholmengen zu sich nehmen. Bedenken Sie bitte das bereits oben erwähnte, dass Ihre Konzentrationsfähigkeit stark vermindert sein kann und sie dann eventuell nicht mehr in der Lage sind, aktiv am Straßenverkehr teilzunehmen.

Jeder Patient reagiert unterschiedlich stark auf diese Wechselwirkung. Gerade bei den neueren Antihistaminika, die eigentlich kaum noch müde machen, wie beispielsweise Cetirizin oder Loratadin, die ohne Rezept in der Apotheke zu kaufen sind, und bei denen die oben beschriebene Wechselwirkung eher unwahrscheinlich ist, kann man aufgrund der interindividuellen Empfindlichkeit nicht vorhersagen, ob und wenn ja, bei wem diese Wechselwirkung auftritt.

Wann muss ich mit meinem Apotheker oder Arzt sprechen?

Sind Ihnen die oben aufgeführten Empfehlungen vertraut und für Sie umsetzbar, ist keine Rücksprache mit Apotheker oder Arzt notwendig. Sollte Ihnen jedoch irgendetwas unklar sein, Ihnen die Regeln für die richtige Einnahme zu kompliziert sein oder Sie andere Bedenken haben, sprechen Sie jederzeit Ihren Apotheker oder Arzt an.

Sollten Sie jedoch zum Beispiel während der Zeit der Einnahme der Antihistaminika nicht auf den Genuss von Alkohol verzichten wollen, sollten Sie unbedingt mit Ihrem Apotheker oder Arzt sprechen.

Alkohol und Schmerzmittel

Bei regelmäßigem Konsum von Alkohol und der gleichzeitigen Einnahme von Schmerzmitteln aus der Gruppe der NSAR besteht die Gefahr der Bildung von Magen-Darm-Geschwüren oder auch Blutungen im Magen-Darm-Trakt.

Schmerzmittel sind die am häufigsten verwendeten Arzneimittel in Deutschland. Sie werden je nach Wirkung, Wirkort und Wirkstärke in verschiedene Gruppen eingeteilt. In der Apotheke bekommt man Ibuprofen, Diclofenac, Acetylsalicylsäure, Naproxen sowie Paracetamol ohne Rezept. Paracetamol wirkt schmerzstillend und fiebersenkend, alle übrigen Substanzen wirken zusätzlich noch antientzündlich.

Was passiert bei der Wechselwirkung?

Trinkt man regelmäßig Alkohol und nimmt gleichzeitig Schmerzmittel ein, so besteht ein höheres Risiko für Blutungen im Magen-Darm-Trakt sowie für die Entstehung von Magen-Darm-Geschwüren. Das Risiko für Magen-Darm-Blutungen ist bei gleichzeitiger Einnahme von Acetylsalicylsäure (z. B. Aspirin®) häufiger zu erwarten. Sowohl Alkohol als auch Schmerzmittel aus der Gruppe der nichtsteroidalen Antiphlogistika (NSAR) (siehe Tabelle 12) schädigen die Magenschleimhaut und wirken blutverdünnend.

Tabelle 12: Wirkstoffnamen der verschiedenen Gruppen Schmerzmittel (Beispiele)

Wirkstoffe aus der Gruppe der NSAR	Wirkstoffe aus der Gruppe der COX-2-Hemmer
Acetylsalicylsäure	Celecoxib
Ibuprofen	Etoricoxib
Dicofenac	
Naproxen	

Gibt es Risikofaktoren, die ich beachten muss?

Ja, das Risiko steigt mit der Dosis an Schmerzmittel, die eingenommen wird, mit der Therapiedauer, mit steigendem Alkoholkonsum, mit steigendem Lebensalter sowie bei Frauen und Rauchern.

Wie bemerke ich die Wechselwirkung? Wie wirkt sich die Wechselwirkung auf meinen Körper bzw. meine Gesundheit aus?

Die Wechselwirkung zwischen Alkohol, regelmäßig getrunken, und Schmerzmitteln kann zu Magen-Darm-Blutungen oder aber zu der Bildung von Magengeschwüren führen. Der Bildung von Magengeschwüren geht eine Schädigung der Schleimhaut voraus, die sich in Magenschmerzen, Magendrücken, Unwohlsein und auch Übelkeit äußern kann. Blut im Stuhl oder evtl. auch Blut in Erbrochenem können auf Blutungen im Magen-Darm-Trakt hinweisen.

Erste Symptome der Wechselwirkung zwischen regelmäßig genossenem Alkohol und Schmerzmitteln aus der Gruppe der NSAR können Magendrücken, Magenschmerzen, Unwohlsein oder auch Übelkeit sein.

Für diese Wechselwirkung sind folgende Punkte wichtig zu beachten:

- Die Wechselwirkung tritt in der Regel nur bei regelmäßigem Alkoholkonsum oder auch Alkoholmissbrauch und bei gleichzeitiger Einnahme von Schmerzmitteln über einen längeren Zeitraum auf.

- Das Schmerzmittel Paracetamol gehört nicht in die Gruppe der nichtsteroidalen Schmerzmittel und hat nur ein geringes ulzerogenes Risiko und wäre somit eine mögliche Alternative, allerdings muss bei dieser Substanz beachtet werden, dass die regelmäßige Einnahme von Paracetamol und der regelmäßige Alkoholkonsum bzw. Alkoholmissbrauch zu Leberschäden führen kann.

- Die Wechselwirkung ist relevant bei der oralen Einnahme als Tabletten, Saft oder Tropfen, oder auch der bei Einnahme als Zäpfchen. Werden die Schmerzmittel hingegen lokal als Salbe, Creme oder Gel auf die Haut aufgebracht, ist kaum zu befürchten, dass es zu der oben beschriebenen Wechselwirkung bei gleichzeitig regelmäßigem Alkoholkonsum kommt.

- Der magenschleimhautschädigende Effekt scheint auch bei den COX-2-Hemmern weniger stark ausgeprägt zu sein, so dass auch diese Substanzen eine Alternative darstellen könnten. Weitere Untersuchungen müssen diese Annahme jedoch noch beweisen.

Was kann ich tun, um die Wechselwirkung zu vermeiden?

Nehmen Sie regelmäßig Schmerzmittel ein, die eine magenschleimhautschädigende Wirkung haben, sollten Sie nicht regelmäßig Alkohol trinken. Gelegentlicher Alkoholkonsum in kleinen Mengen, z. B. ein Glas Rotwein ist erlaubt. Nehmen Sie nur gelegentlich Schmerzmittel ein, gilt das oben Geschriebene natürlich nicht. Auch bei der regelmäßigen Einnahme von 100 mg Acetylsalicylsäure zur Blutverdünnung ist das Risiko für die Wechselwirkung bei regelmäßigem Alkoholkonsum geringer.

Wann muss ich mit meinem Apotheker oder Arzt sprechen?

Sind Ihnen die oben aufgeführten Empfehlungen vertraut und für Sie umsetzbar, ist keine Rücksprache mit Apotheker oder Arzt notwendig. Sollte Ihnen jedoch irgendetwas unklar sein, Ihnen die Regeln für die richtige Einnahme zu kompliziert sein oder Sie andere Bedenken haben, sprechen Sie jederzeit Ihren Apotheker oder Arzt an.

Sollten Sie allerdings regelmäßig größere Mengen an Alkohol trinken, sollten Sie mit Ihrem Arzt oder Apotheker sprechen, wenn Sie regelmäßig Schmerzmittel einnehmen müssen. Dieser kann dann mit Ihnen mögliche Lösungsansätze wie beispielsweise die Verordnung eines Schmerzmittels mit geringem Risiko für die oben beschriebene Wechselwirkung diskutieren, um das Risiko für Magen-Darm-Blutungen oder auch Magen-Darm-Geschwüre so klein wie möglich zu halten.

Glossar

Absorption	Aufnahme eines Arzneistoffes in das Blut
Antibiotika	Substanzen, die das Wachstum von Mikroorganismen wie z. B. Bakterien hemmen oder diese abtöten.
Antihistaminika	Substanzen, die die Wirkung des körpereigenen Histamins abschwächen oder aufheben; die Substanzen werden therapeutisch als Antiallergiemittel, Schlafmittel oder auch Magenmittel eingesetzt.
Antikoagulation	Hemmung der Blutgerinnung
ASS	Acetylsalicylsäure
COX 1	Cyclooxygenase 1, ein Enzym, das überall im Körper Entzündungsreaktionen steuert
Darreichungsform	Die Zubereitung, in der ein Arzneistoff appliziert wird.
Diastolischer Blutdruck	Unterer Blutdruckwert
Distribution	Verteilung des Arzneistoffes im Körper
Elimination	Ausscheidung des Arzneistoffes aus dem Körper
Gastrointestinaltrakt	Magen-Darm-Trakt, Verdauungstrakt, umfasst alle Organe, die an der Aufnahme, der Zerkleinerung und dem Weitertransport der Nahrung beteiligt sind; das sind Mundhöhle, Rachen, Speiseröhre, Magen-Darm-Trakt, Leber und Bauchspeicheldrüse
therapeutische Breite	Abstand eines Arzneimittels zwischen therapeutischer Dosis und der Dosis, die eine toxische Wirkung hat.
Herzinsuffizienz	Herzschwäche, die krankhafte Unfähigkeit des Herzens, die vom Körper benötigte Blutmenge ohne Druckanstieg in den Herzvorhöfen zu fördern.
hormonelle Kontrazeptiva	Form der Empfängnisverhütung mit östrogen- und/oder gestagenhaltigen Präparaten
Hypoglykämie	„Unterzucker", zu niedriger Blutzuckerspiegel
INR	International Normalized Ratio, auch „Quick Wert" genannt Mit diesem Wert wird die Blutgerinnungszeit angegeben

Interaktion	Wechselwirkung zwischen zwei Arzneimitteln, bei denen die Wirkung eines Arzneistoffes durch die gleichzeitige Einnahme bzw. Anwendung eines zweiten Arzneistoffes beeinflusst wird
LADME-Modell	Modell, das den Weg des Arzneimittels durch den Körper veranschaulicht.
Liberation	Freisetzung des Arzneistoffes aus seiner Applikationsform (Tablette, Kapsel, etc.)
Metabolismus	Umbau des Arzneistoffes um ihn wieder auszuscheiden zu können.
Niereninsuffizienz	Unterfunktion einer oder beider Nieren
NSAR	Nichtsteroidales Antirheumatikum, Schmerzmittel, die aufgrund ihrer antientzündlichen Wirkung auch bei Rheuma eingesetzt werden.
orale Antikoagulantien	Substanzen, die die Blutgerinnung hemmen
Pharmakodynamik	Lehre über die Wirkung von Arzneistoffen im Körper.
Pharmakokinetisch	Lehre von der Gesamtheit der Prozesse, die ein Arzneistoff im Köper durchläuft (→ LADME-Modell).
Polyvalente Kationen	Mineralstoffe wie z.B. Calcium, Magnesium, Aluminium, Eisen oder Zink
Protonenpumpeninhibitoren	Magenmittel, die die Bildung von Magensäure unterdrücken, auch Magenschutz genannt.
Psychoaktive Substanzen	Substanzen, die die Psyche des Menschen beeinflussen
Selbstbehandlung	Eigenbehandlung mit Arzneimitteln, die man rezeptfrei in der Apotheke bekommt.
Selbstmedikation	Eigenbehandlung mit Arzneimitteln, die man rezeptfrei in der Apotheke bekommt.
Statine	Substanzen zur Senkung des Cholesterinspiegels im Blut eingesetzt werden
Systolischer Blutdruck	Oberer Blutdruckwert
Thrombozyten	Blutplättchen, spielen eine wichtige Rolle bei der Blutgerinnung
Ulkus	Geschwür
Ulzera	Geschwüre (Mehrzahl)
ulzerogen	ein Geschwür erzeugend

Stichwortverzeichnis

Meine Fragen an die Apotheke

Mein Medikationsmanagement